MANUEL PRATIQUE

DE BANDAGES.

OUVRAGES DU MÊME AUTEUR.

DE L'ACTION DU CAFÉ, du thé et du chocolat sur la santé, et de leur influence sur l'intelligence et le moral de l'homme. — Brochure in-8. Prix :   1 »

EXPOSÉ ANALYTIQUE des doctrines médicales d'HIPPOCRATE, de MESMER et d'HANNEMANN. — Brochure in-8. Prix :   1 »

DE L'ATHÉISME MÉDICAL. — Brochure in-8. Prix :   1 »

DE L'INFLUENCE DES PROFESSIONS sur le physique et le moral de l'homme. — Hygiène spéciale des gens de lettres, des savants, des artistes, et de tous ceux qui se livrent aux travaux du corps. — (*Sous presse*).

MANUEL PRATIQUE

DE

BANDAGES

TRAITANT DE L'ART DÉLIGATOIRE
APPLIQUÉ AU TRAITEMENT DES PLAIES, AUX PANSEMENTS QU'EXIGENT
LES MÉDICATIONS EXTERNES, EXUTOIRES, PHLÉBOTOMIE,
HÉMOSTASIE, ETC.,

DE LA

Description des appareils et bandages

appropriés aux fractures, luxations, entorses, etc.,

PAR

A. SAINT-ARROMAN,

Ancien chirurgien interne des hôpitaux civils, ancien sous-aide-requis
de l'hôpital militaire, membre de la Société médicale
d'Emulation, de Toulouse.

AVEC FIGURES.

PARIS,

LIBRAIRIE DES SCIENCES MÉDICALES,

DE JUST ROUVIER,

8, RUE DE L'ÉCOLE-DE-MÉDECINE.

1845.

IMPRIMERIE HAUQUELIN ET BAUTRUCHE,
rue de la Harpe, 90.

DES BAINS DE MER, recherches sur l'usage et les effets hygiéniques et thérapeutiques des bains de mer, par GAUDET. 1844. in-8.   7 fr.

MANUEL PRATIQUE D'ORTHOPEDIE, ou Traité élémentaire sur les moyens de prévenir et de guérir toutes les difformités du corps humain, par MELLET. 1844. Grand in-18, avec 18 planches.   3 fr. 50

MANUEL D'HYGIENE DE LA BOUCHE, contenant l'indication de tous les soins à donner aux époques des 1re, 2e, et 3e dentitions, suivi de la description et du traitement des maladies qui affectent les différentes parties de la bouche à tous les âges, avec un formulaire des préparations les mieux appropriées aux soins et à la propreté de cet organe, par PAUL-GRESSET. 1845. 1 vol. grand in-18, avec fig.   3 fr. »

DES PLAIES D'ARMES A FEU, traité de la nature, des complications et du traitement des plaies d'armes à feu. Ouvrage couronné (médaille d'or), par M. le ministre de la guerre, en 1844, au concours général de chirurgie militaire, par SERRIER. In-8.   4 fr. 50

CLINIQUE DES HOPITAUX DES ENFANTS, et Revue médico-chirurgicale, thérapeutique et hygiénique des maladies de l'enfance, par VANIER. 1841 - 1844, 3 vol. in-8.   18 fr. »

PETIT MANUEL D'ACCOUCHEMENT ANORMAL, ou Description pratique du forceps indicateur, représentant sur ses branches un grand nombre de figures, par AUDIBERT. 1844. In-8. pl.   2 fr.

DU POULS DANS LES MALADIES, des indications qui résultent de ses modifications, par CAZALIS. 1844. In-4. 2 fr.

MANUEL PRATIQUE DES MALADIES DU CŒUR

ET DES GROS VAISSEAUX, ouvrage destiné à faciliter et à propager l'étude de ces maladies, par ARAN. 1842. In-12 compacte.   3 fr. 50 c.

DE LA GOUTTE, nouvelle opinion sur les phénomènes, la marche, la cause et le siége de la goutte, et nouvelle méthode curative pour guérir radicalement cette maladie, par BIZET. 1842. In-8.   6 fr. 50

GUIDE MÉDICAL DES ANTILLES ET DES RÉGIONS INTERTROPICALES, à l'usage de tous les habitants de ces contrées, renfermant des études spéciales sur les maladies des colons en général, et en particulier sur celles qui sont propres à la race noire, avec le traitement qui convient à chacune de ces affections, et un formulaire approprié à la médecine pratique de ces pays, par LEVACHER. 2e édit. 1840. In-8.   6 fr.

ESSAI SUR LES ÉMISSIONS SANGUINES ET LES ÉVACUANTS, précédé de considérations sur la vie, la santé et la maladie, par GUIBERT. 1840. In 8,   3 fr. 50 c.

TRAITÉ DE LA CATALEPSIE, contenant des recherches historiques et pratiques sur les symptômes, le diagnostic, l'anatomie pathologique, les causes, la nature et le traitement de cette maladie, par BOURDIN. 1841. In-8.   4 fr.

RECUEIL DE PLANCHES POUR FACILITER L'ÉTUDE ET LA PRATIQUE DES ACCOUCHEMENTS, avec un texte explicatif (formant un traité pratique), par DEBOUT. 1840. Grand in-fol. avec 27 pl. cart.   20 fr.

MÉMOIRE SUR LA FIEVRE TYPHOÏDE, sur les diverses formes qu'elle peut présenter, et sur le traitement qui lui est applicable, par DE LARROQUE. 1839. In-8.   3 fr. 50 c.

ESSAI SUR LES RACES HUMAINES, considérées sous les rapports anatomique et philosophique, par BROC. 1836. In-8. fig.   3 fr. 50

HISTOIRE ET DESCRIPTION DES CHAMPI-GNONS ALIMENTAIRES ET VÉNÉNEUX qui crois-sent sur le sol de la France, par CORDIER. 1836. In-18. 6g. color. 4 fr. 50

RECHERCHES SUR LES MALADIES ABDOMINA-LES qui simulent, provoquent ou entretiennent des maladies de poitrine, par DE LARROQUE. 1839. In-8. 6 fr. »

RECHERCHES SUR LA GENERATION DES MAM-MIFERES, suivies de recherches sur la formation des em-bryons, par DELPECH et COSTE. 1 vol. gr. in-4., avec plan-ches. 10 fr. »

RECHERCHES PRATIQUES SUR LES TUMEURS SANGUINES DE LA VULVE ET DU VAGIN, par DENEUX. 1835. In-8. 3 fr. 50

TRAITE DE PHYSIOLOGIE TRANSCENDENTALE, ou Leçons sur la vie universelle et les lois nécessaires qui la régissent, par DÉPIERRIS. 1844. In-8. 7 fr. 50

LE MEDECIN DES FEMMES, manuel pratique, contenant la description des maladies propres aux femmes et le traitement qui leur est applicable , suivi de l'hygiène des femmes, etc. par D'HUC. 1841. 1 vol. gr. in-18 de plus de 600 pages. 3 fr. 50

DE L'HOMEOPATHIE, nouveau système en médecine, ses avantages et ses dangers, par DURINGE. 1834. in-8. 4 fr. 50

RECHERCHES MEDICO-LEGALES sur l'incertitude des signes de la mort, des dangers des inhumations précipitées, les moyens de constater les décès et de rappeler à la vie ceux qui sont en état de mort apparente , par JULIA DE FONTE-NELLE. 1834. In-8. 5 fr. »

TRAITÉ SUR LES FIEVRES REMITTENTES ET

INTERMITTENTES, leurs symptômes et leur traitement, par NEPPLE. 1835. In-8.   4 fr.   »

RECHERCHES SUR LE TRAITEMENT DU CAN-CER, par la compression méthodique, simple ou combinée, et sur l'histoire générale de la même maladie, suivi de notes sur les forces et la dynamétrie vitale, et sur l'inflammation et l'état febrile, par RÉCAMIER. 2 vol. in-8. avec pl.   10 fr.   »

DE L'ANATOMIE PATHOLOGIQUE, considérée dans ses vrais rapports avec la science des maladies, par RIBES. 1834. 2 vol. in-8.   13 fr.   »

TRAITÉ PRATIQUE DES MALADIES VENERIEN-NES, ou Recherches critiques et expérimentales sur l'inoculation appliquée à l'étude de ces maladies, suivi d'un résumé thérapeutique et d'un formulaire spécial, par Ricord. 1838. In-8.   9 fr.   »

DE L'ANAPLASTIE DES LEVRES, DES JOUES ET DES PAUPIERES, par Rigaud, 1841. In-8. avec pl.   4 fr.   5o

TRAITÉ PRATIQUE DE LA REUNION IMME-DIATE, et de son influence sur les progrès récents de la chirurgie dans toutes les opérations, par SERRE. 1837. In-8. avec pl.   8 fr.   »

DICTIONNAIRE DE THERAPEUTIQUE, contenant les moyens curatifs employés dans toutes les maladies, par les praticiens les plus distingués de la France et de l'étranger, par SZERLECKI, 1838. 2 vol. in-8.   14 fr.   »

HISTOIRE NATURELLE DES MAMMIFÈRES, comprenant quelques vues préliminaires de philosophie naturelle, etc. Cours professé au jardin du Roi, par GEOFFROY-SAINT-HILAIRE, 1834. 1 fort vol. in-8. avec fig.   8 fr.   »

le traitement où sont indiquées les formules les plus usitées,
suivi d'un Dictionnaire de thérapeutique et de posologie; par
A. BOSSU, docteur en médecine de la faculté de Paris, etc.,
1 vol. grand in-18, de près de 800 pages.   7 fr.

TRAITÉ COMPLET DE L'ART DU DENTISTE,
d'après l'état actuel des connaissances, Contenant la description anatomique de la bouche et de ses dépendances, les phénomènes de la première et de la deuxième dentition, les maladies de l'organe dentaire et celles de la bouche, les soins
hygiéniques de la bouche à toutes les époques de la vie, les
opérations qui appartiennent essentiellement à l'art du dentiste,
et les divers instruments qui conviennent à chacune de ses
opérations; enfin les différents moyens mécaniques à l'aide
desquels on peut réparer les pertes qu'éprouve l'organe dentaire, suivi d'une biographie des auteurs qui ont écrit sur l'art
du dentiste. par F. MAURY, dentiste de l'école royale Polytech-
nique. — *Troisième édition.* — Complétée et mise au courant
de la science, au moyen d'un grand nombre de notes, par
Paul GRESSET, chirurgien dentiste, etc. 2 vol. grand in-8, dont
un contenant 42 planches, suivies de leur explication.   12 fr.

TRAITÉ COMPLET DE PHARMACIE théorique et
pratique, contenant les éléments, l'analyse et les formules de
tous les médicaments, leurs préparations chimiques et pharma-
ceutiques, avec l'explication des phénomènes, les propriétés,
les doses, les usages, les détails relatifs aux arts qui se rappor-
tent à la pharmacie, par J.-J. VIREY, membre de l'académie
royale de médecine et du conseil supérieur de santé, docteur
en médecine de la faculté de Paris, maître en pharmacie et
ancien pharmacien en chef à l'hôpital militaire du Val-de-
Grâce, membre d'un très grand nombre de sociétés savantes,
officier de l'ordre royal de la Légion d'Honneur.
Nouvelle édition, avec les formules en poids métriques en regard
des poids anciens. 2 vol. in-8, avec planches.   12 fr.

LEÇONS D'ASTRONOMIE, professées à l'Observatoire
royal, par M. ARAGO, recueillies par un de ses élèves. 4e édition 1845. 1 vol. grand in-18 avec planches.   3 fr. 50 c.

PRÉFACE.

L'art déligatoire a exercé, de tous les temps,
le génie inventif des praticiens. L'application
des bandages est, en effet, d'une trop haute
importance dans le traitement des maladies
externes, pour que les hommes d'intelligence
n'aient pas voulu faire marcher de pair, sur
la voie du progrès, *la médecine opératoire* et
la déligation. Quel tribut de reconnaissance
la science et l'humanité ne doivent-elles pas à

la mémoire des Boyer, des Dupuytren, des Larrey, etc., etc. !

De tous les appareils qui ont été inventés, depuis Galien jusqu'à Desault, plusieurs ont été abandonnés, certains ont été conservés, avec ou sans modifications. Parmi les auteurs modernes il en est qui, bouleversant les idées reçues, ont substitué au vieux système une théorie et une pratique bien différentes de celles qu'avaient suivies leurs prédécesseurs. Ce manuel n'a pas été fait dans le but d'exposer ou préconiser un mode de déligation, inconnu jusqu'à ce jour ; il est, au contraire, le résumé pur et simple de ce qui a été dit sur les bandages. Les ouvrages des auteurs les plus récents qui ont abordé cette matière, MM. Gerdy, Velpeau, Bérard, J. Cloquet, Seutin, Thivet, Mayor, Sédillot, etc., ont reçu dans le monde médical un accueil trop favorable, pour que leurs œuvres ne soient pas d'un mérite aussi réel qu'incontesté. Mais, en parcourant les grands volumes publiés par les uns, les articles séparés, neufs et controversifs des autres, nous nous sommes demandé s'il ne serait pas possible, utile en même temps, de faire un livre qui, présentant en un seul faisceau les règles tracées par les plus grands maîtres, fût par son mode de publication et de typographie, à la portée de toutes les intelligences et de toutes les bourses. Pour remplir le plan que nous nous sommes tracé, nous avons voulu que ce manuel fût, en quelque sorte, l'interprète des opinions qui ont le plus de cours dans l'art déligatoire. Nous avons puisé dans les dictionnaires, dans les monographies, dans les traités les plus complets, des descriptions et des préceptes de pratique dont l'utilité se recommande assez par le nom de leurs auteurs. Enfin, comme l'abeille qui va butinant de son mieux, nous nous sommes efforcé de recueillir sur le vaste champ de la science, les données les plus exactes et les plus précises, pour tous ceux qui s'occupent de thérapeutique chirurgicale.

NOTIONS PRÉLIMINAIRES

SOUS LE POINT DE VUE HISTORIQUE ET PRATIQUE.

Nous n'essaierons pas de retracer, ici, l'historique de ces temps reculés où l'art déligatoire était, de toutes les opérations manuelles, la mieux connue et la plus généralement pratiquée. Nous n'essaierons pas, davantage, de prouver si c'est au centaure Chiron plutôt qu'à

Hercule, que remonte l'application méthodique des linges, pour la guérison des maladies externes. Que nous importe la vénération des Hébreux envers les hommes qu'ils croyaient très expérimentés à panser les plaies ? Que nous importent, encore, les divers commentaires que l'on a faits sur le *non sum deligator plagarum* (1) ? Que l'élu du peuple voulût parler des plaies du corps ou des plaies de l'âme... cela peut-il avancer en rien le médecin qui doit chercher, avant tout, à s'initier aux connaissances et au perfectionnement de son art, bien plus qu'à la solution de controverses théoriques, le plus souvent inutiles aux succès de ses cures.

---

(1) Celui que les Hébreux voulurent choisir pour chef, en arrivant de Babylone, s'écria : *Nolite me constituere principem; non sum deligator plagarum, etc.*

(ISAIE, Verso Simmachi.)

Nous laissons à des imaginations brillantes la description des périodes d'ignorance, de décadence et de progrès, par lesquelles a dû passer la science de la déligation. Des plumes savantes ont déjà raconté, avec un talent supérieur, les différentes phases qui composent le monde médical, et fait sentir l'influence des révolutions politiques sur la marche stationnaire et progressive de la chirurgie.

Plus propres à satisfaire aux exigences toujours louables, il est vrai, de certains esprits envieux de tout savoir, qu'à former un chirurgien, de longs documents historiques seraient déplacés dans un manuel uniquement consacré à la démonstration des préceptes pratiques, appartenant au domaine de l'art déligatoire. C'est donc sur ce terrain que nous devons principalement nous arrêter.

L'application des bandages était connue et pratiquée, avant même que personne n'eût donné des règles à cet égard. Les plaies étaient pansées par des hommes qui n'avaient jamais reçu les moindres notions chirurgicales : les sauvages qui ne vivaient que du fruit de leurs chasses pansaient eux-mêmes les blessures qu'ils recevaient dans la lutte avec les animaux féroces. Quelque mérite que l'on doive attribuer à la confection de leurs procédés, nous ne pensons pas qu'ils puissent être judicieusement comparés à ceux des temps modernes. Car, on ne saurait contester que la chirurgie en se perfectionnant a beaucoup simplifié, perfectionné aussi ses moyens mécaniques. « Elle a bien fait, écrivait en 1814, un des collaborateurs du grand Dictionnaire des sciences médicales, de renoncer aux bandages de Dioclès, de Glaucias, Perignès, Amyntas, Ménécrates, Soranus, Soskates, Héliodore, etc., qui pensaient faussement qu'une plaie n'eût pu guérir, sans l'espèce de lien ou de nœud qu'ils avaient spécialement consacrée à la partie où elle était située. Mais il ne fallait pas qu'elle oubliât ou qu'elle proscrivît, sans distinction, tous les modes de déligation des anciens; et, à ce propos, je dirai que celui de la fracture de la clavicule, tel que Desault l'a si heureusement pratiqué, leur était connu dans tous ses détails, et que ce grand chirurgien, qui l'a inventé une seconde fois, et peut-être après de longues méditations et des essais multipliés, l'eût trouvé tout entier dans Oribase, médecin grec, qui florissait en 265; qui passa quelque temps à Lutèce (Paris), avec l'empereur Julien, dont il avait l'estime et la confiance; qui avait fait une étude approfondie de ce qu'on appelait, de son temps, *la chirurgie organique*, c'est-à-dire qui opère à l'aide des machines, des lacs, etc., et qui s'était particulièrement appliqué à varier la déligation des fractures, pompeusement nommée *catagmatique*; quoique Haller l'accuse de n'avoir été qu'un plagiaire et le servile imitateur de Galien : *cævorum plagiarius, simiusque Galœni.* »

Les substances qui servirent le plus, autre fois, à la composition des bandages étaient principalement de lin. On ne s'est servi du chanvre que dans le quatorzième siècle, bien qu'il fût connu longtemps avant cette époque ; mais il n'était employé qu'à des toiles dont on faisait toutes sortes de vêtements. « Les mots linge, *linteum, linteamen*, dit Percy, sont évidemment dérivés de ceux de lin, *linum;* les bandes des momies égyptiennes sont toutes de lin; celles des Grecs, et plutôt encore des Romains, devaient en être de même; car dans leurs écrits, elles sont presque toujours appelées *fasciæ lineæ.* Cependant ces peuples en avaient aussi de laine, mais ils les nommaient alors *limbi;* ce qui ferait croire qu'ils recouraient aux bordures de leurs robes, et en particulier des prétextes, pour panser les blessures et bander les plaies. En avaient-ils de coton, comme les Indiens qui ne se servirent jamais d'autre toile? C'est ce que je ne puis assurer, quoique les mots *bombax, gossypium* et *zukov,* qui se rencontrent dans quelques-uns de leurs écrits, semblent l'annoncer.

« Les Anglais préfèrent pour la déligation des fractures, mais surtout pour celle des membres amputés, les tissus légers de laine, tels que leur flanelle, qu'ils coupent ou déchirent en *lanières* droites et plus ou moins larges, et sur les bords desquelles ils se gardent bien de faire le moindre ourlet, ni même de jeter un fil quelconque. Ils trouvent que ces bandes compriment sans serrer ; qu'elles se prêtent, par leur élasticité, aux divers changements de volume que peut éprouver la partie ; qu'elles entretiennent une chaleur douce et égale ; et que, quand il y a indication de fomenter, elles absorbent beaucoup plus de liquide que ne fait la toile, et se conservent beaucoup plus de temps sans se rétrécir autant. J'ai voulu plusieurs fois m'assurer de la réalité de ces avantages, et j'ai reconnu que Pot, Bell, ni Cowper ne les avaient point exagérés. Je me suis surtout convaincu que, pour la déligation des

moignons, après les amputations, et spécialement après celles de la cuisse, les bandes de
flanelle méritent la préférence sur celles de
toile, auxquelles je dois avouer que, dans ces
cas mêmes, je ne songeai jamais sérieusement
à donner l'exclusion ; car, si elles ne valent pas
les bandes de laine, elles sont d'une conservation plus facile, et d'une acquisition infiniment moins chère. »

Telles sont les idées que Percy émettait en
1814. Pleines de sens en plus grande partie,
utiles encore à suivre dans plusieurs circonstances, elles ne peuvent être conseillées, cependant, d'une manière trop exclusive. En
effet, les bandes en flanelle doivent absorber
une plus forte quantité de sérosité purulente,
et porter sur la plaie une atmosphère, en quelque sorte, miasmatique, par cela seul qu'elles

ont la propriété de conserver plus longtemps les liquides de fomentation ; et si nous examinons les avantages de cette *chaleur douce et égale* qu'elles entretiennent sur les parties, nous les trouverons bien minimes à côté des inconvénients que produira la chaleur sur un membre nouvellement amputé, et où l'afflux du sang est toujours trop considérable. Enfin, quant à la plus grande facilité de conservation et d'acquisition des bandes en toile, préconisée par Percy, c'est à peine si l'on doit en tenir compte, lorsqu'à cette question se rattache celle de l'humanité.

L'importance de la propreté, de la souplesse et de l'uniformité de la toile destinée à l'usage des bandages a été comprise et recommandée par les plus anciens praticiens ; à cet égard, il n'a pas fallu les concours ni de la civilisation,

ni du progrès scientifique. Le père de la médecine recommandait que le linge destiné à la
déligation fût léger, souple, fin, exempt de
taches et d'impuretés, sans coutures ni inégalités, et capable de résister aux efforts de l'extension et de la constriction (1). Le *tenuia*
d'Hippocrate peut-il être interprêté en faveur
du lin neuf d'un tissu très fin, ou bien du linge-
demi-usé tel qu'il est prescrit et préféré par le
plus grand nombre des praticiens? C'est ce qui
n'est pas explicitement décliné. Toutefois,
Percy est de l'avis que le vieillard de Cos entendait parler de la toile neuve, et que la seconde
n'a eu cette destination que par le système éco-

____

(1) Lintea sint levia, tenuia, mollia, pura, sana, nullas
neque suturas neque extantes morum eminentias haben-
tia ; usque adeo valentia, ut extentionem et constrictionem
ferre possint, pauloque prestentiora.

nomique des familles, employant à cet usage un linge qui ne pouvait servir à autre chose. Les grandes difficultés qu'il y a à se procurer une telle qualité de linge, le prix excessif auquel il revient par le renouvellement fréquent qu'on doit en faire dans les hôpitaux et ambulances, a dû faire aviser à un autre moyen. Les Allemands furent les premiers qui imaginèrent de fabriquer une toile qui pût remplir le double but de la bonté du linge neuf et de la souplesse du vieux. Selon Percy, c'est à l'obligation où ils se trouvaient de nous fournir de grandes quantités de linges à pansement, qu'ils firent d'abord des toiles neuves qui étaient fort incommodes pour le chirurgien et le malade. « Puis, *éclairés par nos conseils*, dit ce dernier auteur, ils firent de ces toiles blanches, claires, légères, souples et douces au toucher, dont on a été si content aux armées du Nord, et qui, sans coûter, selon nous, aussi cher que le linge mi-usé, le remplacent parfaitement. Mais ces nouvelles toiles ne valent rien pour la confection des bandes, et c'est ce qui a donné naissance à une autre découverte non moins avantageuse. On imagina de fabriquer des bandes au métier ; c'étaient de larges tresses qui, ayant des lisières, comprimaient par leurs bords, non extensibles, s'appliquaient mal et fatiguaient les plaies. Des défauts si essentiels furent corrigés en faisant tisser ces bandes comme on tisse les rubans de soie, c'est-à-dire en disposant sur leurs bords un long crin de cheval, que l'on retire ensuite, et qui y laisse au lieu d'une lisière, de petites boucles à la faveur desquelles ils s'étendent et se prêtent avec une grande facilité. Ces bandes particulières ont été nommées par moi, qui n'ai pas été étranger à cette invention, *bandes bou-clées :* on n'en fabrique encore chez nous, qu'à Strasbourg ; mais à Vienne, et dans presque toute l'Allemagne, on n'en emploie plus d'autres. Il y en a de toutes les dimensions, et la pièce contient depuis vingt-cinq jusqu'à cinquante mètres. Ces bandes sont extrême-ment commodes pour les administrations et pour les chirurgiens. On peut les laver et blanchir soixante et quatre-vingts fois, tandis que celles de linge commun ne peuvent l'être que six ou huit fois ; encore sont-elles éraillées dès la troisième ou quatrième. Faites avec du fil gris et écru, elles durent un tiers de plus : l'expérience en a été répétée dans les hôpitaux militaires de Paris, Strasbourg, Metz et Lille (1). »

Les énormes dépenses qu'occasionnent les approvisionnements de linge, l'impossibilité même où l'on peut se trouver, dans les hôpitaux sédentaires pendant les temps d'épidémies, et les hôpitaux ambulants, au fort d'une bataille, ces considérations jointes aux bénéfices qu'en retireraient les administrations, sont de nature à mériter l'attention des hommes chargés de telles fonctions. — Nous ne serions pas éloignés de penser avec un chirurgien de Vienne : *qu'en temps de guerre, où le nombre des malades peut être considérable, il est presque impossible d'avoir assez de linge*

----

(1) *Dict. des sc. méd.*

pour suffire à tout. — D'après les états de services de santé, il paraît que chaque pansement nécessite environ une quantité de linge pesant cent vingt grammes et trente et un de charpie. Ainsi, conformément aux calculs qui ont déjà été faits, pour les pansements de dix mille blessés, dans la supposition qu'il faille les panser trente fois, l'un dans l'autre, il faut dix-huit mille sept-cent cinquante livres de charpie et cent-cinq mille livres de linge.

Suivant les anciens auteurs, la blancheur du linge est la couleur qui a été la plus au goût de tous les hommes. Si nous en croyons Anacharsis, les Grecs avaient cependant adopté la couleur rouge, afin que le sang de la plaie qui transperce les bandes ne fût pas un sujet de craintes chez le soldat. — Justin rapporte qu'Alexandre, pour arrêter le sang de la blessure qu'il venait de faire à Lysimaque, sur le front, lui entoura la tête avec son diadème. C'était, sans contredit, le bandage le plus luxueux qui eût jamais été appliqué.

Le point sur lequel ont le plus insisté tous les écrivains qui se sont occupés de l'art déligatoire, est celui qui a trait au mode de compression que l'on doit généralement adopter. Sans doute, il est difficile de donner à cet égard des règles absolues, attendu qu'un bandage doit être plus ou moins serré suivant le but qu'on veut atteindre. Néanmoins, il ne sera pas hors d'œuvre d'exposer ici quelques préceptes donnés par des grands maîtres. — Galien voulait que les bandes, appliquées autour de la tête, fussent très-médiocrement serrées. V. Vidius, P. Paouw, ont fait la même recommandation. Percy signale le danger qu'il y a à ce que la gangrène survienne, par la compression trop forte contre le crâne, des téguments et des vaisseaux. « J'ai soigné, dit ce dernier,

« en 1788, une jeune personne de quatorze

« ans, qui devant communier pour la première

« fois, avait fait, dès la veille de la cérémonie,

« préparer ses cheveux, et s'était tellement

« serré la tête avec un bandeau de toile, que

« le lendemain, après avoir passé la nuit dans

« des douleurs auxquelles la passion de la toi-

« lette la fit résister, les téguments formaient,

« à la région syncipitale, une tumeur haute de

« trois doigts, sur laquelle, les chéveux ayant

« été coupés, je remarquai plusieurs taches

« gangréneuses, et fus obligé de faire de pro-

« fondes taillades qui procurèrent un dégorge-

« ment salutaire, et arrêtèrent les progrès du
« mal. »

« Le meilleur bandage, a dit Hippocrate,
est celui qui soulage le malade, et seconde, en
même temps, les soins de l'homme de l'art.
Le vrai secret de la déligation, c'est de savoir
serrer ou lâcher, quand il faut, et où il faut.
Les bandages ajustés et qui ne sont faits que
pour le coup-d'œil et l'ostentation, sont à mé-
priser; il faut se souvenir que le malade cherche
du secours et non de l'ornement. » Ambroise
Paré était un peu plus ami de l'élégance, en
matière de bandages, que le vieillard de Cos,
car il voulait qu'un bandage fût beau à voir,
qu'il ne ridât pas, afin de satisfaire aux goûts
du malade et des assistants ; *car chacun, dit-il,
dans sa profession, doit embellir son ouvrage*

autant que possible lui sera. Mais il y a tout lieu de penser qu'Hippocrate n'entendait nullement exclure le mode d'application qui peut donner de la grâce à des tours de bande ; et qu'il voulait seulement condamner les praticiens de qui la vanité pouvait aller jusqu'à faire un pansement plus agréable à la vue, que fait pour obtenir une prompte guérison.

Dans l'application de tout bandage, on doit considérer s'il le faut compressif, et si la compression peut être faite sans préjudice pour aucun organe sous-jacent. Dans le premier cas, « on reconnaît, ainsi que le dit le professeur Sanson, que le bandage a atteint le degré de constriction convenable lorsque les parties voisines forment autour de lui une saillie légère, molle, facile à déprimer et non douloureuse au toucher Lorsque, au contraire, ces parties sont le siége d'une tuméfaction rénitente et violacée, accompagnée d'engourdissement , elles deviennent bientôt le siége de douleurs vives qui contraignent d'enlever le bandage; car toute compression limitée, lors même qu'elle est peu considérable, devient bientôt insuppor table par les souffrances qu'elle détermine. »

Nous réservons pour le chapitre des généralités, les aperçus sur les bandages et pièces d'appareils, spécialement consacrés aux pan sements, ou solutions de continuité dans les parties molles.

La description des divers moyens que l'art déligatoire met à profit, nous a semblé pouvoir être présentée avec d'autant plus de clarté,

que la division des matières serait mieux établie, plus tranchée. — Nous adoptons pour
l'étude des bandages, la classification ussitée
pour l'étude du corps humain. Ainsi, nous
avons groupé tous les bandages et apparreils
en quatre classes :

1° Bandages et appareils de la tête.	{ Crâne. Face. Cou.
2° Bandages et appareils du tronc.	{ Thorax. Abdomen.
3° Bandages et appareils des membres supérieurs.	{ Epaule. Bras. Avant-bras. Main.
4° Bandages et appareils des membres inférieurs.	{ Cuisse. Jambe. Pied.

MANUEL PRATIQUE
DE BANDAGES.

CHAPITRE PREMIER.

—

GÉNÉRALITÉS.

Généralités. — Historique des bandages. — Définition. — Dénomination. — Composition. — Application. — Levée des bandages. — Position du chirurgien et du malade. — Bandes. — Bandelettes. — Compresses. — Croix de Malte — Liens. — Lacs. — Charpie. — Usage de la charpie. — Mèches. — Tentes.

Historique des bandages. — Il suffit de parcourir les *Annales de la chirurgie* pour se convaincre que l'art déligatoire a existé de tous les temps. La nécessité, ou, si on l'aime mieux, l'instinct de la conservation, si naturel à l'homme, a dû le porter vers ce moyen de guérison ou de soulagement, comme vers tous les autres. D'après ce que nous savons sur les procédés employés pour embaumer les corps, il demeure assez bien établi que les Égyptiens avaient sur la déligation des règles bien entendues. Les anciens auteurs, et pour n'en citer qu'un seul, Galien, donnaient aux bandages le nom de l'animal avec lequel ils lui trouvaient quelque ressemblance, comme *le lièvre, l'écrevisse, l'épervier*, etc.

DÉFINITION. —D'après M. Gerdy, on donne le nom de *bandage* à un assemblage composé de plusieurs bandes ou pièces de linge réunies. M. Velpeau dit qu'on se sert indifféremment des mots bandages ou appareils pour désigner la même chose. M. Cloquet emploie le mot *bandage* pour exprimer l'application méthodique de pièces de linge, destinées à fixer un appareil sur une partie quelconque du corps. Selon M. Thivet, on doit entendre par *bandage* l'ensemble des pièces, comme bandes, compresses, coussins, qu'on a employées pour faire un pansement.

DÉNOMINATION. — Ainsi que nous l'avons déjà dit, les bandages ont reçu différents noms.

Certains auteurs les appelèrent du nom de l'animal avec lequel ils leur trouvèrent quelques ressemblances; d'autres les distinguaient selon leurs usages, comme *contentifs, unissants, compressifs, expulsifs, contre-extensifs*, etc. Ceux-ci selon leurs formes, comme *circulaires, croisés,* 8 *de chiffre*; ceux-là, enfin, selon leur siége, comme *monocle, binocle, étrier*.

COMPOSITION. — Que le bandage soit fait de toile, de laine, de coton, etc., il est toujours *simple* ou *composé*. Il est simple, lorsqu'il est composé d'une seule pièce (la bande roulée, le bandage de corps); il est composé, lorsqu'il est formé de plusieurs pièces (le bandage en T, le suspensoir).

Ainsi que le dit M. Sédillot, certains bandages existent indépendamment de leur emploi, comme le carré, le triangulaire; d'autres n'existent qu'appliqués et ne peuvent être étudiés sans cette condition, comme le bandage roulé.

APPLICATION. — Avant d'appliquer un bandage, le chirurgien doit s'assurer s'il a sous la main toutes les pièces qui le composent, afin qu'il n'y ait pas d'interruption. Il doit le poser de manière à pouvoir l'enlever sans préjudice pour le malade. Dans les trois mots *tutò*, *citò* et *jucundè* est renfermée toute la théorie sur l'application des bandages.

Un bandage ne doit être ni trop lâche, ni trop serré : trop lâche, il ne remplit pas le but qu'on s'est proposé ; trop serré, il cause de la douleur, de l'engorgement, gêne la circulation.

Levée des bandages. — Avant de lever un bandage, le chirurgien doit avoir disposé tout ce qui constitue le second. Il doit humecter avec de l'eau tiède, au moyen d'une éponge, les pièces du premier bandage qui seraient adhérentes à la plaie ou aux parties environnantes par le pus ou autres sérosités.

Position du chirurgien et du malade. — Le premier doit se placer de manière à agir avec grâce, dextérité et promptitude, afin de ne pas encourir de critique de la part des assistants ou impatienter le malade. Celui-ci doit prendre la position qui lui sera la plus convenable pour toute la durée du pansement; des aides devront le soutenir s'il ne peut tout seul se mettre commodément pour le chirurgien.

BANDE. — Les bandes sont des pièces de linge le plus souvent en fil, beaucoup plus longues que larges, sans ourlet ni coutures. Plus elles sont longues et larges, plus elles offrent de résistance. « La bande s'applique la der-« nière, et constitue la troisième pièce d'un « bandage complet et régulier; dans le nou-« veau système de déligation de M. Mayor, dit « M. Thivet, les bandes de coton seraient pré-« férables à celles de fil, si toutes n'étaient « proscrites comme faisant partie du domaine « de l'ancien système. Quoique bien disposé en « faveur de la réforme, nous ne pouvons don-« ner la préférence à celles de coton qui glis-« sent et se relâchent sans cesse si elles sont « faites avec un linge trop neuf, et qui se chif-« fonnent et se déchirent au moindre effort, si « le linge est convenablement usé pour cet

« effet. » (Thivet, *Traité de bandages*, p. 28.)

On distingue à toute bande deux chefs et un plein ; le chef initial est celui qui pend, le terminal est celui qui est caché dans le globe de la bande ; le plein de la bande est la partie comprise entre les deux chefs.

La bande se roule à un ou deux globes. A un globe (*voy.* la figure n° 1), le bout initial s'applique le premier, et le terminal assujettit les autres tours.

Lorsqu'elle est à deux globes, c'est le plein de la bande ou la partie comprise entre les deux globes qui s'applique le premier. Les globes sont égaux (*voy.* la figure n. 2), lorsqu'ils sont de même grandeur et inégaux lorsque la bande n'est pas roulée également du même côté.

« Pour appliquer régulièrement une bande, il faut la tenir de la main droite et la rouler autour des parties par sa face externe ; les premiers tours doivent recouvrir un peu obliquement le chef initial, de manière à l'assujettir avec solidité ; on ne doit pas dérouler la bande au fur et à mesure de son application, mais on en dégage une certaine longueur, et on l'applique ensuite, ce qui permet de mieux juger la force de traction que l'on exerce et d'éviter plus facilement les plis. Lorsque la bande est placée autour d'un corps cylindrique, elle s'applique régulièrement ; si les nouveaux tours recouvrent une partie des derniers, ils forment des doloires qui sont plus ou moins ouvertes, selon que la bande ne recouvre qu'un tiers ou une moitié du tour précédent ; mais si on l'applique sur un corps conique, comme sont nos membres, elles produiront des *godets*, parce qu'elle presserait davantage par un de ses bords que par l'autre ; on évite cet inconvénient en pratiquant des *renversés* que l'on forme aisément en ployant obliquement la face externe de la bande sur elle-même, de la partie la plus large du membre vers son côté le plus étroit, et soutenant ce pli renversé avec le pouce de la main gauche ; de cette manière, la bande est successivement appliquée par ses deux faces ; mais elle doit de nouveau être déroulée sur sa face externe, au moment où l'on cesse les renversés. On assujettit ensuite le chef terminal par un nœud, en le divisant selon sa longueur dans une étendue convenable, soit par des rubans, soit enfin, ce qui est préférable, avec une ou plusieurs épingles (Sédillot, *Médecine opératoire*, p. 9). *Voy*. aux figures k ; l'avant-bras gauche du mannequin noir porte un bandage roulé.

BANDELETTES. — Ce diminutif de bande est de longueur variable, et ordinairement de 2 centim. de large. Lorsqu'on l'emploie pour établir un séton, on a le soin de l'effiler sur les bords d'une plaie, pour hâter la cicatrisation de la circonférence vers le centre et empêcher que les autres pièces n'adhèrent sur les bords, on doit découper le bord opposé à celui qui regarde la plaie, afin que la bandelette puisse être mieux arrangéé autour de la plaie en suivant les sinuosités.

COMPRESSE. — Par compresse on entend des pièces de linge de grandeur et de forme variables, suivant leur destination. La forme est bornée à trois genres principaux : *Carrée*, *longuette* et *triangulaire*. La première forme quatre angles égaux entre eux (*voy*. la figure n° 3), la deuxième est un carré long (*voy*. la figure n° 4). La triangulaire forme trois angles (*voy*. la figure 5).

La compresse fenêtrée ou percillée, est criblée de petits trous pour laisser pénétrer sur la plaie le corps gras dont elle est enduite (*Voy*. la figure n° 15).

On distingue encore la compresse fendue à deux et à trois chefs. La première sert dans les cas d'amputation des membres composés d'un seul os, le fémur, l'humérus. L'os placé entre les deux chefs qui préservent les chairs peut être scié sans risque que les parties molles soient blessées (*Voy*. la figure 13).

La compresse fendue à trois chefs (*voy*. la figure n° 14) sert dans l'amputation des membres composés de deux os : l'avant-bras, la jambe. Le chef du milieu passe entre les deux os et les deux chefs latéraux sur les bords externes des deux os ; puis on relève toujours les extrémités.

Compresse graduée. — On appelle de ce nom

la compresse qui est arrangée de telle sorte que les plis sont superposés. Dominant ainsi la superficie du membre, elle établit une compression d'autant plus forte qu'elle est formée de plus de plis et qu'elle est plus serrée par des tours de bande.

CROIX DE MALTE. — Une compresse d'un carré parfait, plus ou moins fendue vers le centre sur ses quatre angles, forme la croix de Malte. (*Voy*. la figure n° 10.) Lorsqu'on l'emploie pour maintenir un plumasseau ou autres pièces au bout de la verge, on doit pratiquer une ouverture sur son plein, afin de laisser passer une sonde qui, établie dans le canal de l'urèthre, permet au malade d'évacuer ses urines sans enlever le petit appareil (*Voy*. au mannequin noir la lettre E).

Pour bien faire une croix de Malte, prenez, dit M. Thivet, une compresse carrée, pliez-la en quatre, puis faites une incision profonde sur les quatre angles réunis.

LIENS. — Le lien est une pièce de linge, longue, droite et résistante. Une serviette, une cravatte et toute autre pièce de linge roulée en corde servent à faire un lien.

LACS. — M. Thivet les définit : un lien ou un fil, transformé en anneau, dont une des extrémités prolongées s'engage dans une boutonnière que l'autre présente. Il appelle encore *lac* tout lien destiné à embrasser un organe pour exercer sur lui une traction, ou lui opposer une résistance plus ou moins forte.

CHARPIE. — On donne ce nom à l'assemblage de plusieurs filaments sortis d'une toile le plus souvent usée. On dit que la charpie est râpée lorsqu'elle est faite avec le duvet soyeux que l'on tire d'une toile râclée avec un tranchant. On dit qu'elle est longue ou courte suivant les dimensions de la compresse d'où elle a été extraite.

La grande quantité de charpie qu'il faut dans les hôpitaux ou ambulances a fait essayer de remplacer la toile par des morceaux d'étoupes coupés par fragments et blanchis au chlore. Ce genre de charpie, qui n'est pas sans utilité, est dû au chirurgien en chef du Val-de-Grâce, M. Gama.

Les Anglais emploient une étoffe dont une face plucheuse est appliquée sur la plaie; c'est la charpie dite anglaise. Percy rapporte des cas où la charpie a été remplacée par la laine, le coton, la mousse, même le foin. Mais comme le dit très-judicieusement M. Sédillot, ce sont là des ressources extrêmes imposées par la nécessité.

Usages de la charpie.— Avec cette préparation de linge, 1° on remplit les vides qui se trouvent parfois dans les appareils, c'est-à-dire qu'on fait des *remplissages*, et alors le bandage agit d'une manière plus uniforme sur tout le membre, 2° on fait des plumasseaux de grandeur conforme à la plaie, tantôt disposés sous la forme carrée, tantôt ovales, tantôt ronds. Ils se composent d'un grand nombre de filaments qui, superposés, forment une masse plus ou moins épaisse, et sont recouverts de substances médicamenteuses selon le but qu'on se propose.

Pour préparer un plumasseau on tient de la main droite, entre l'indicateur et le pouce, une quantité variable de charpie, et la plaçant entre les mêmes doigts de la main gauche, on serre fortement ces deux derniers qui conservent plusieurs filaments, et par ce mécanisme on obtient un plumasseau d'autant plus grand qu'il est souvent renouvelé et que la masse de charpie contenue dans la main droite est plus forte.

En roulant sur elle-même une certaine quantité de charpie courte, on fait des *boules* ou *boulettes* qui servent à tamponner les plaies, à fermer l'ouverture des vaisseaux sanguins, etc.

Avec des brins de charpie ordinaire on fait des *bourdonnets* qui, disposés en ovales, servent de tampons pour certaines cavités naturelles ou artificielles. Lorsqu'on doit établir un bourdonnet dans un trajet ou canal un peu long, il est prudent d'attacher à son milieu un lien qui, pendant en dehors de la plaie, permet de l'extraire plus aisément.

MÈCHES ET TENTES. — « Faites toutes les deux

de filaments de charpie longue et disposés parallèlement, elles ne diffèrent qu'en ce que les tentes sont plus volumineuses. — La mèche est souvent liée dans son milieu, et les extrémités sont renversées sur elles-mêmes. — C'est surtout comme moyen de dilatation que l'on emploie la mèche. La *tente*, souvent confondue avec la mèche, n'est que la mèche pliée en deux par un lien circulaire qui favorise son passage à travers un conduit, soit rétréci, soit d'un accès peu facile, comme le canal nasal, le rectum, le vagin.» (Thivet, *ouv. cit.*)

CHAPITRE II·

L'ART DÉLIGATOIRE APPLIQUÉ AUX PANSEMENTS,

L'Art déligatoire appliqué aux pansements. — Des pansements en général. — Vésicatoires. — Caulère. — Moxa. — Séton. — Ventouses. — Cataplasmes. — Sinapismes. — Phlébotomie. — Saignée du bras. — Saignée du pied. Saignée de la jugulaire. — Artériotomie. — Saignée de l'artère temporale. — Saignées locales. — Hémostasie. — La compression. — Manière de l'exercer sur le trajet des artères. — Les réfrigérants. — Les absorbants. — Les stypiques. — La cautérisation. — Le compresseur de Dupuytren. — Le tourniquet de Petit. — La pelote. — Le cachet. — Le garot. — Hémorrhagies des surfaces muqueuses. — Hémorrhagie nasale. — Métrorrhagie. — Moyens de les arrêter. — Ligatures. — Médiate. — Immédiate. — Temporaire. — D'attente. — Permanente. — Sutures. — Les plaies. — En long. — En travers. — Bandages unissants des plaies. — Pansements et bandages des amputations.

« Modifier avec la main la position d'un or-
« gane déplacé, l'enlever en totalité ou en par-
« tie, au moyen d'instruments convenables,
« *c'est faire de la chirurgie*; arriver par des

« moyens appropriés à en obtenir la guérison,
« c'est faire des pansements. »

Par ces définitions si exactes et si méthodiques que nous tenons de l'excellent ouvrage de M. Thivet, on comprend de quelle importance est l'action qu'exerce sur la cure des plaies la manière d'appliquer les compresses et les bandes. Sans entrer dans le domaine de la médecine opératoire, nous indiquerons dans ce chapitre tout ce qui a rapport aux solutions de continuité des parties molles; soit pour maintenir l'organe dans la position normale, soit pour rapprocher les tissus déviés, soit pour le maintien des médicaments adoptés.

DES PANSEMENTS EN GÉNÉRAL. — Pour les pansements comme pour les bandages, il faut de la promptitude, de la propreté et de la sûreté, c'est-à-dire causer le moins de douleur possible au malade, et agir de la manière qui prouve le mieux en faveur du chirurgien. Avant de renouveler un pansement, il faut avoir disposé d'avance tout ce qu'il faut afin que la plaie soit le moins possible exposée à l'air. Dans la levée du pansement, on doit éviter d'imprimer aucune secousse aux parties; on détache les bandes, en prenant soin que le bout ne traîne pas; pour cela, on la pelotonne dans la main au fur et à mesure qu'on la déroule; — pour ce qui concerne les compresses, les plumasseaux, le chirurgien doit se servir des pinces et non des doigts, par système de propreté et même d'élégance. — Une fois que la plaie est découverte, on doit la laver avec le liquide convenable, froid ou chaud, astringent, tonique ou émollient, selon la nécessité, la nettoyer avec la spatule, enlever avec le bout des pinces les filaments de charpie qui sont restés adhérents, et puis appliquer le second appareil préparé d'avance. — Le renouvellement d'un pansement est subordonné à la nature de la plaie; bien qu'il procure du soulagement au malade, il y aurait parfois du mal à le changer trop souvent. Le chirurgien jugera d'après l'état de la suppuration, de son odeur, de son abondance, de la qualité des médicaments employés et des cataplasmes appliqués, de la saison où l'on se trouve, etc., du nombre de pansements qu'il doit faire dans les vingt-quatre heures. A la suite des grandes blessures, dit M. Sédillot, des amputations, par exemple, on a remarqué qu'il était avantageux de ne pas lever l'appareil avant le cinquième jour. Dans les hôpitaux, c'est le matin et dans la soirée, qu'on panse les malades. Certains ne sont pansés qu'une fois dans les vingt-quatre heures et d'autres le sont encore dans la nuit, par l'interne de de garde.

VÉSICATOIRES. — Lorsque l'on ne veut obtenir qu'une irritation révulsive, on se borne à piquer l'ampoule qui contient la sérosité, sans enlever du tout d'épiderme; puis on applique dessus une compresse de linge fin, parfois seule, parfois écartée, et on l'assujettit avec des tours de bande. — Si l'on veut au contraire le faire suppurer, dès le premier jour, en enlevant l'emplâtre-vésicatoire, on coupe tout autour l'épiderme soulevé par la sérosité. Ce moyen très-douloureux n'est employé que dans les cas où l'on a besoin d'une action très-prompte. Si l'on n'a pas besoin d'agir instantanément, il suffit de donner issue à la sérosité, d'appliquer une feuille ou compresse enduite de cérat, beurre ou autre corps gras sur l'épiderme qui se détache lui-même le lendemain, sans douleur pour le malade. Pour qu'un vésicatoire marche bien, il faut qu'il soit ni trop, ni trop peu excité par la pommade préparée avec les cantharides, le garou, etc. — La feuille est maintenue en place par une ou deux bandelettes de sparadrap, qui adhèrent à la peau ; la compresse est fixée par des tours de bande qui s'appliquent en bandage roulé de bas en haut.

Cautère. — *Le cautère* ou *fonticule* est un petit trou que l'on pratique dans les chairs, ou avec la potasse caustique, ou avec le caustique de Vienne, ou par une incision.

Quel que soit le procédé qu'on employe, on applique d'abord un morceau de sparadrap sur l'eschare que l'on recouvre, après quelques jours, d'un onguent épispastique pour faciliter sa chute. Une fois l'eschare tombée, on met dans le petit ulcère un pois enduit d'une pommade épispastique qui active la suppuration ; on le recouvre d'un morceau de sparadrap qui, fendu sur ses quatre angles, adhère mieux à la peau. Une compresse et quelques tours de bande maintiennent l'appareil.

Moxa. — Le moxa, qui a pour but de produire une eschare comme le cautère, agit d'une manière plus énergique. Le coton cardé, l'amadou, du vieux linge, roulés en forme de cône de la grosseur du pouce, sont d'ordinaire les substances qui, imbibées d'une solution de nitrate de potasse, produisent l'effet désiré. On allume le bout supérieur et on laisse brûler jusqu'à ce que l'on ait obtenu, sinon une forte eschare, du moins une révulsion suffisante.

Parfois on se borne à cette révulsion. Le plus souvent on convertit le moxa en cautère et alors on adopte le même genre de pansement. Quoi qu'il en soit, on employe toujours du sparadrap sur lequel on étend un épispastique, dès qu'on veut hâter la chute de l'eschare. On se conduit ensuite comme pour le cautère.

SÉTON. — Dans son nouveau Manuel de petite chirurgie, M. Jamain a défini le séton : un exutoire qui consiste en une plaie à deux ouvertures intéressant le tissu cellulaire sous-cutané et dont on entretient la suppuration à l'aide d'une mèche de fil ou de coton. Renvoyant à cet excellent livre pour la partie opératoire qui n'est pas de notre ressort, nous dirons que les deux ouvertures une fois pratiquées, on introduit la mèche enduite de cérat les premiers jours, et puis d'un onguent épispastique lorsqu'on veut qu'il suppure. On place un plumasseau de charpie qui recouvre les deux plaies ; on replie le bout de la bandelette pendant sur ce plumasseau, puis une compresse, puis enfin une bande qui maintient le tout.

Le premier pansement, dit M. Sédillot, ne doit avoir lieu que le cinquième ou sixième jour de l'opération. On a soin d'humecter les pièces avec de l'eau tiède afin de ne pas causer de douleurs au malade par des tiraillements sur la bandelette. Il suffit de renouveler le pansement une fois dans les vingt-quatre heures, à moins que la suppuration ne soit très-abondante. S'il y a de l'inflammation, on applique un cataplasme de farine de lin, au lieu d'un plumasseau ordinaire. Lorsque la première mèche est terminée, on pratique une boutonnière à son extrémité pour recevoir le bout de la nouvelle bandelette qui entre dans les deux ouvertures, en tirant sur l'ancienne bandelette par le bout opposé. On peut encore, si l'on veut, se servir d'un porte-mèche chargé d'une nouvelle bandelette ; mais ce moyen est parfois douloureux et effraye le malade.

Ventouses. — On distingue les ventouses sèches et les scarifiées : les premières, n'étant accompagnées d'aucune sorte de plaie, ne nécessitent aucun pansement ; les secondes, présentant des solutions de continuité, exigent quelque précaution. Après avoir essuyé les scarifications, on les recouvre de sparadrap ou d'un linge fin demi-usé. S'il survient de la cuisson, de la chaleur, on y place quelque topique émollient ou compressse enduite de cérat opiacé.

Cataplasmes. — Les cataplasmes faits avec la

farine de graine de lin sont généralement les plus usités. On modifie leur propriété émolliente, en les arrosant ou saupoudrant d'une substance médicamenteuse, selon le but qu'on se propose. Ainsi on répand quelques gouttes de laudanum liquide, ou d'extrait de Saturne, suivant qu'on veut le rendre calmant ou astringent. On y répand de la farine de moutarde, si l'on veut le rendre irritant. On les étend sur une pièce de linge de grandeur et de forme variables. Les quatre bords de la compresse sont repliés afin que le cataplasme ne coule pas. Une fois appliqués sur la peau, on les recouvre d'une seconde pièce de linge qui doit avoir des dimensions beaucoup plus grandes, et l'on assujettit le tout avec un bandage roulé plus serré au-dessous et au-dessus que sur le milieu de l'appareil.

SINAPISMES. — Ces sortes de cataplasmes faits avec de la farine de moutarde délayée dans de l'eau froide, se préparent, s'appliquent et sont maintenus de la même manière que les précédents. Quand on les lève, on recouvre la partie d'une compresse cératée, après avoir bien essuyé ce qui pourrait rester de la farine de moutarde.

SAIGNÉE. — La saignée se distingue en *phlébotomie*, ou saignée des veines ; *artériotomie*, saignée des artères, et en saignée *capillaire* ou locale. La phlébotomie se pratique le plus communément au pli du bras, au coude-pied et au cou.

1° LE BRAS. — Pour cette opération, le chirurgien doit avoir préparé d'avance deux bandes dont l'une, faisant deux tours au dessus du point où l'on doit ouvrir la veine, arrête la circulation veineuse, est nouée à la partie externe du membre par une simple rosette et n'est dénouée que lorsqu'on a obtenu la quantité du sang voulu. La seconde bande roulée à un globe, sert à maintenir une petite compresse pliée en deux ou trois doubles, qui est appliquée sur l'ouverture de la veine, pour arrêter l'écoulement du sang. Si l'on craignait d'être obligé de renouveler la saignée, il suffirait, pour empêcher la cicatrisation complète de la veine, d'enduire la petite compresse d'un peu de suif, de graisse ou de cérat. Si l'on éprouve quelques difficultés pour arrêter le sang, la petite compresse ne suffisant pas, on la renforce avec une pièce de monnaie mise dans ses doubles, ou l'on place avant, sur la piqûre, un morceau d'agaric. Le petit appareil est maintenu avec le bandage dit en 8 de chiffre. Pour l'appliquer, le chirurgien ayant le pouce de la main gauche sur la petite compresse, s'il a opéré sur le bras droit, *et vice versâ*, saisit la bande roulée avec le pouce et l'indicateur de la droite, place l'extrémité de la bande sur la petite compresse, en la laissant pendre d'une certaine longueur à la partie externe du membre, au-dessus du pli du coude ; il dirige le globe au devant du pli du bras, la porte au dessus et en arrière de l'épitroklée, derrière le bras, au dessus de l'épicondyle, et la ramenant de haut en bas et de dehors en dedans, vers le côté inférieur interne du coude, il forme le huit de chiffre que l'on continue jusqu'à extinction de la bande. Le bout terminal est fixé avec une épingle, en ayant soin d'y comprendre le bout initial qui a resté pendant. Ou mieux, si cela ne doit pas gêner les habits, on pratique avec les deux chefs une rosette à la partie externe du membre (*Voyez* le bras droit du mannequin noir, à la lettre H, le bandage appliqué).

2° LE PIED. — Ainsi que pour la saignée du bras, on fait, avec une bande non roulée, deux circulaires au-dessus du point où l'on se propose de faire l'ouverture de la veine (au-dessus des malléoles, puisque l'on pique ordinairement la saphène qui est à leur niveau); mais en outre, il faut laisser le pied plongé dans un bassin d'eau tiède, après que cette ligature est appliquée, pour rendre plus apparentes les veines qui sont le plus souvent très-petites. Dès que l'on a obtenu la quantité de sang suffisante, et l'on en juge par la couleur de l'eau plus ou moins rougie, on place sur l'ouverture la petite compresse que l'on assujettit avec le bandage dit l'*étrier*. Il se pratique avec une bande longue de 2 à 3 mètres et large de 4 centim. Avec le bout initial de cette bande roulée à un globe, on fait, ainsi que le recommande M. Thivet (*ouv. cit.*), deux circulaires au-dessus des malléoles ; on descend obliquement sur le dos du pied pour faire une circulaire dans ce point, qu'on fait suivre d'un oblique ascendant qui croise en X, l'oblique descendant ; on fait ensuite une circulaire de la jambe, puis on descend sur le premier jet oblique en le couvrant à moitié ; on fait une deuxième circulaire du pied, qui couvre une partie de la première, et l'on remonte sur le deuxième jet oblique, en le cachant à moitié ou aux deux tiers, et l'on continue ainsi jusqu'à l'entier épuisement de la bande, en ayant soin de passer peu à peu sur les malléoles et de couvrir proprement toute la portion intermédiaire aux deux anneaux, sans former de godets (Voyez le pied gauche du mannequin noir, M).

3° Le cou. — La saignée de la jugulaire nécessite des précautions et un appareil différent sous le rapport de l'emploi des pièces de linge. Pour provoquer le gonflement de cette veine, on applique au-dessus du point marqué pour l'opération une petite compresse graduée que l'on fixe avec le doigt, ou mieux avec une bande qui, passant devant et derrière le cou, est nouée sous l'aisselle du côté opposé. Un aide a soin d'écarter, en le tirant à lui, le plein de la bande qui, reposant sur le larynx, gênerait la respiration. Une fois que l'ouverture est pratiquée, et qu'au moyen d'une carte qui fait l'office d'une gouttière, pour que le sang conduit par ce canal dans un vase placé au-dessous ne se répande pas en nappe, l'opération est terminée, on arrête la saignée en faisant cesser la compression exercée sur le vaisseau et engageant le malade à exécuter quelques grandes inspirations. Ainsi que l'explique très bien M. Sédillot, on ferme la plaie avec un morceau de taffetas d'Angleterre ou une compresse, et en ajoutant quelques jets de bandes obliques sous l'aisselle opposée, ou même un point de suture si le sang avait de la tendance à s'échapper.

ARTÉRIOTOMIE. — Cette opération se borne aujourd'hui à l'ouverture de la temporale, que l'on pratique même très-rarement. Lorsqu'on veut arrêter le sang, il est plus sûr, d'après M. Sedillot, de saisir l'artère, de la lier ou de la tordre, que d'employer le nœud d'emballeur (il sera décrit à l'article des BANDAGES DE LA TÊTE), ou tout autre bandage qui, pressant sur la tête, cause de la gêne et de la douleur.

SAIGNÉES LOCALES. — Les saignées que l'on fait par l'application des sangsues nécessitent deux sortes de pansements pour obtenir deux résultats opposés. En effet, ou bien on veut faciliter l'écoulement du sang par les piqûres, et alors on applique sur les piqûres un cataplasme de farine de lin après avoir bien lavé la partie avec une éponge imbibée d'eau tiède, ou bien on veut l'arrêter lorsqu'il est trop abondant, et alors on recouvre les piqûres avec des morceaux d'amadou, de toile brûlée, de pièces de linge, imbibées d'eau froide; parfois aussi on cautérise les piqûres avec le nitrate d'argent.

Lorsque les sangsues ont occasionné de la douleur, des démangeaisons, on peut frotter les parties avec une huile ou tout autre liquide adoucissant.

HÉMOSTASIE. — L'art d'arrêter le sang comprend deux sortes de moyens ; les uns internes, les autres externes ou mécaniques. Ce sont les derniers dont nous avons seulement à nous occuper : il y en a plusieurs.

a. LA COMPRESSION. — « C'est le premier moyen qui se présente pour arrêter l'effusion du sang d'un vaisseau artériel ouvert ; il y a deux modes de compression : le premier consiste à mettre en contact les bords de la plaie externe, et à appliquer ensuite des compresses sur les téguments au-dessus de la plaie de l'artère et dans son trajet ; ces compresses sont fortement fixées par une bande circulaire. Dans la seconde méthode, on introduit un morceau d'éponge, d'agaric ou un bourdonnet de charpie dans le fond de la plaie, de manière à presser directement sur l'orifice de l'artère et à arrêter l'écoulement ; la plaie externe est ensuite remplie de compresses graduées que l'on retient dans cette position par un bandage ordinaire. La première a l'inconvénient de pouvoir effectuer l'adhérence de la plaie externe sans réunir la plaie artérielle, ou de produire l'oblitération des extrémités divisées du vaisseau, en sorte que le sang peut s'épancher dans les parties environnantes et former consécutivement un anévrysme. Quand on adopte la seconde méthode, les compresses sont sujettes à se déplacer. Dans toutes deux, l'emploi des bandages circulaires empêche l'établissement de la circulation collatérale, produit de la douleur et de la tuméfaction dans le membre. Lorsqu'une grosse artère est blessée dans un point où il est impossible d'employer la ligature, il me paraît préférable d'introduire une tente dans la plaie, qui puisse fermer l'ouverture du vaisseau, selon la manière que je viens d'indiquer. L'éponge, la charpie ou l'agaric me paraissent également propres à remplir cet objet. Si l'hémorrhagie provient d'une artère logée dans un os, telles que sont les artères nourricières des os des membres après les amputations ou les branches de l'artère alvéolaire, après l'extraction d'une dent, il est convenable de lui opposer une petite boule de cire molle. Si l'on emploie la compression après la piqûre d'une artère, et que la plaie soit très-petite, comme après une blessure de l'artère brachiale dans l'opération de la saignée, il sera nécessaire de rapprocher la plaie externe, et d'appliquer des compresses sur les téguments. » (Hodgson, *Malad. des artères et des veines,* t. ii, p. 529.)

M. Velpeau établit quatre espèces de compressions :

« 1° *Compression provisoire.* — Dans le cas de blessures artérielles, la compression temporaire est entièrement indiquée : on la pratique tantôt sur la plaie, tantôt hors de la plaie.

2° *Compression curative.* — Si l'on veut arrêter définitivement l'hémorrhagie par la compression, on peut encore recourir à l'une ou à l'autre méthode précédente. Les anciens n'ayant que des données vagues sur la circulation du sang, ignorant tout le parti qu'on peut tirer de l'étranglement du vaisseau, n'avaient en quelque sorte que la compression, les caustiques ou les astringents appliqués sur le lieu même de la blessure, pour remédier aux hémorrhagies artérielles ; mais depuis que la ligature est bien connue, et que les chirurgiens ont constaté l'impossibilité d'arrêter une hémorrhagie traumatique sans oblitérer l'artère qui la fournit, la compression sur le point blessé n'a presque plus été employée. Toutefois, certains chirurgiens, entre lesquels se trouve M. Guthrie, veulent qu'avant d'en venir à la ligature, on tente toujours la compression, à moins que la division porte bien évidemment sur le tronc artériel principal du membre. Il existe dans la science une infinité de faits qui prouvent qu'on peut obtenir ainsi la guérison d'hémorrhagies données par d'assez grosses artères.

3° *Compression directe.* — A l'aide de ce moyen, Jacques Vemarque, Chappe, Caestrick, ont guéri des blessures d'artères. Formi cite une hémorrhagie de l'avant-bras, qu'il guérit radicalement par le tamponnement et la compression. Il m'est arrivé plusieurs fois, et une fois encore en 1858, à l'hôpital de la Charité, d'arrêter définitivement, par la compression directe, l'hémorrhagie d'une blessure de l'arcade palmaire. Parmi les exemples curieux que la science possède à ce sujet, je ne puis m'empêcher de citer le suivant. Appelé près d'une dame âgée de quatre-vingts ans, qui avait été saignée vingt jours auparavant, Myngelousseau trouva une hémorrhagie qui avait résisté aux astringents et aux bandages. Il fut convenu que des élèves tiendraient le doigt jour et nuit sur l'ouverture de l'artère pendant vingt jours, et la guérison fut obtenue de cette manière. On ne devrait néanmoins compter sur ce moyen que dans un assez petit nombre de cas. Sur le dos du pied, derrière la malléole interne, au-dessus du coude-pied, à la paume de la main, un peu au-dessus du poignet, et quelquefois au pli du coude, il peut suffire; partout ailleurs la compression directe exposerait à trop de dangers, offrirait trop peu de chances de succès pour mériter d'être généralement tentée. Il ne serait permis même d'y avoir recours, dans le cas que je viens de citer, qu'après s'être assuré de la difficulté ou de l'impossibilité de saisir, de tordre ou de lier l'artère blessée au fond de la plaie.

4° *Compression indirecte.* — Portés sur la blessure, les moyens compressifs ne peuvent pas s'y maintenir longtemps sans causer de vives douleurs, sans exposer à des accidents quelquefois fort graves. Aussi préfère-t-on établir la compression à quelque distance au-dessus et même au-dessous, si la disposition des artères l'exige, quand on veut déterminer ainsi l'oblitération du vaisseau malade. Des exemples nombreux de succès obtenus par cette méthode ont été publiés à toutes les époques de la science. Un bandage compressif, prolongé depuis le poignet jusqu'à l'épaule, permit à Faivre de guérir une plaie de l'artère radiale sans ligature. J'ai observé à la Charité le fait suivant : En 1857, un jeune ouvrier s'était largement ouvert l'artère cubitale au tiers inférieur de l'avant-bras, en cassant un carreau de vitre. Pour arrêter l'hémorrhagie, ses camarades lui étranglèrent vigoureusement le bras avec un mouchoir roulé en corde. Ayant enlevé le lendemain cette espèce de bandage, avec l'intention de lier l'artère, je ne vis point l'hémorrhagie reparaître, et la guérison est survenue sans qu'il ait été besoin d'appliquer aucune ligature. Cependant l'artère avait été complétement divisée, ainsi que les nerfs et les tendons, ou les muscles qui l'avoisinent. En conséquence, la compression temporaire qu'on est obligé d'établir d'abord sur le trajet de l'artère ouverte au-dessus de la plaie, pourrait être transformée dans certains cas, avec quelques chances de succès, en compression curative. Toutefois, comme il est impossible de l'effectuer sans compromettre la circulation veineuse, l'influx nerveux et toutes les autres fonctions de la partie ; comme elle est généralement douloureuse et d'une efficacité douteuse, je ne conseillerais d'y avoir recours que s'il était difficile d'atteindre l'artère au fond de la blessure. » (*Médec. opérat.*, t. II, p. 54, 2ᵉ édit.)

Pour établir la compression, il est des règles indispensables à suivre pour plus de sûreté du succès. Nous allons exposer brièvement les préceptes donnés par Pelletan. On commence, lorsque la chose est possible, par suspendre le cours du sang vers la plaie en comprimant le tronc de l'artère à une distance quelconque de cette plaie; on la nettoie ensuite en la lavant avec une éponge et de l'eau tiède, et on enlève exactement les caillots qui auraient pu s'arrêter dans le tissu cellulaire; puis, on applique sur l'ouverture du vaisseau un petit tampon de charpie qui est retenu fortement avec le doigt; sur ce tampon, on en met un plus large, puis un plus large encore, et on les multiplie assez, en augmentant ainsi leur largeur, pour que le tout forme une pyramide dont le sommet réponde sur l'ouverture du vaisseau, et dont la base passe le niveau de la partie malade. On place plus mollement de la charpie autour de cette pyramide, et on applique des compresses et un bandage, dont le centre de la compression réponde sur la pyramide de la charpie, et ajoute encore à la compression méthodique. Pour l'emploi de ce moyen, il faut que le vaisseau à comporimer soit placé sur un point d'appui solide, et même réponde sur un os duquel on puisse l'aopprocher aisément… Quelquefois on ne peut faire usage que de la compression, et il n'y a pas d'os qui puisse fournir un point d'appui; alors l'art peut y suppléer en établissant deux pyramides de charpie opposées par leurs sommets, entre lesquels le vaisseau se trouve compriimé. » (*Clin. chir.*, t. ii, p. 264.)

Lorsque le sang est fourni par un grand nombre de petits vaisseaux, Samuel Cooper (*Dict. de chir.*, t. i, p. 582) dit : « Que la compression est préférable à la ligature, puisque, pour mettre en usage cette dernière, il faudrait lier toute la surface de la plaie. Ses bords seront soigneusement rapprochés, les compresses seront appliquées sur eux, et un bandage roulé exercera une compression suffisante pour arrêter l'effusion du sang, mais incapable d'arrêter entièrement dans le membre la circulation générale. »

L'hémorrhagie, qui peut avoir lieu sur différentes parties du corps, exige des moyens analogues aux lieux où elle se manifeste et au genre qu'elle affecte.

La *temporale* est très-facile à comprimer par le point d'appui qu'offre en dessous la boîte osseuse. On a soin de raser la partie avant d'y rien appliquer. La région la plus convenable est à environ trois lignes au-devant du pavillon de l'oreille, un peu au-dessus de l'arcade zygomatique.

L'*artère occipitale* ne pourrait être convenablement atteinte qu'en plaçant une pelotte ou quelque compresseur mécanique bien fait, entre l'apophyse mastoïde et l'extrémité supérieure du muscle grand complexus ; encore faudrait-il que la puissance compressive tendît à se porter en bas entre le muscle dont il vient d'être question et le sterno-mastoïdien, tout en appuyant dans le sens de la crête occipitale.

L'*artère faciale* ou maxillaire externe serait comprimée avec toute la certitude possible, en plaçant le doigt ou la partie saillante de l'instrument mécanique sur l'échancrure que l'on sent à environ un pouce au-devant de l'angle de la mâchoire, ou bien sur la face externe de

cet os, entre le bord antérieur du muscle mas-
séter et le bord postérieur du triangulaire des
lèvres. » (Velpeau, *ouv. cit.*)

Au cou. — « Les carotides primitives, à la
partie moyenne et supérieure de leur trajet,
peuvent être comprimées au-devant de la co-
lonne vertébrale; cependant, cette compression ne saurait être très-sûre à cause de la mo-
bilité de cette paroi du rachis, du peu de largeur et de régularité de sa partie antérieure,
ni efficace à cause des anastomoses des carotides entre et avec les vertébrales, et d'ailleurs
elle ne pourrait être longtemps continuée, à
cause des nerfs pneumo - gastriques et de la
veine jugulaire, dont elle entraînerait inévita-
blement la compression. » (Sanson, *Des hémorrhagies traumatiques*, p. 126.)

« L'*artère humérale* peut être comprimée
dans toute sa longueur, mais plus spécialement à la partie supérieure et inférieure du
bras, où elle n'est séparée de l'humérus que
par le muscle coraco-brachial. »

Les *artères radiale et cubitale* superficielle-
ment placées vers le tiers inférieur du mem-

bre et presque immédiatement appliquées sur les os, dont le carré pronateur les sépare, peuvent y être facilement comprimées. » (Sanson, *ouv. cit.*)

La *crurale* peut être facilement comprimée, à son origine, sur la branche horizontale du pubis, dont la sépare seulement le muscle pectiné. Il en est de même à sa partie moyenne. (*ouv. cit.*)

B. Réfrigérants. — Ces seconds moyens pour arrêter une hémorrhagie consistent à exposer la plaie à l'air, à y faire des aspersions d'eau froide, à y placer une vessie remplie de glace ; mais ces moyens sans efficacité dans les blessures de gros vaisseaux, n'ont de succès que dans les hémorrhagies capillaires, ou bien dans les plaies des veines ; alors on place sur l'orifice du vaisseau une compresse trempée de ces liquides.

C. Absorbants. — Les substances qui ont la propriété d'arrêter une hémorrhagie, en s'imbibant de sang et formant un caillot sont : l'amadou, la charpie, l'agaric. Pour plus de sûreté, il est prudent de les recouvrir d'une compresse graduée que l'on comprime par quelques tours de bande.

Un jour que nous étions de garde à l'Hôtel-Dieu de Toulouse, il nous est arrivé d'arrêter une hémorrhagie de la temporale qui avait résisté à la compression seule, avec de l'agaric placé immédiatement sur la plaie, couvert d'une compresse mouillée que nous avons fixé par quelques tours de bande au front et à l'occiput.

D. STYPTIQUES. — M. Sanson dit qu'on peut les comparer aux absorbans, que ces substances, par leur contact, condensent les tissus en favorisant la coagulation du sang qui s'en écoule.

Dans son *Traité d'opération*, Ledeau dit qu'un morceau de vitriol ou d'alun appliqué sur l'extrémité du vaisseau coupé et convenablement soutenu, suffit pour arrêter l'hémorrhagie après l'amputation. Heister préférait l'application du vitriol à la ligature après l'amputation de l'avant-bras.

L'efficacité incontestable des moyens que nous possédons aujourd'hui a fait abandonner les prétendus anti-hémorrhagiques de nos ancêtres, tels que les solutions de sels à base de fer et tous les acides minéraux réputés styptiques ou astringents.

E. La cautérisation. — Sauf le nitrate d'argent que l'on emploie encore de nos jours dans les cas d'hémorrhagies produites par les sangsues, ou d'une plaie de nature atonique, les caustiques, tels que les sulfates de cuivre et de fer, l'alun calciné, les trochisques, etc., sont totalement délaissés.

Jusqu'à présent nous n'avons parlé que des moyens de compression obtenus par les bandages. Nous ne pouvons passer sous silence les moyens mécaniques qui sont aussi d'une grande importance et d'un grand secours dans les cas d'amputations et opérations d'anévrysmes. Nous avons le garot. D'après M. Sédillot, ce serait à Morel, chirurgien français, que nous devrions la création du garot qu'il aurait substitué aux ligatures circulaires des anciens. Après les divers changements qu'il a subis, le garot consiste en une pelote garnie d'un anneau à sa surface postérieure. La surface libre de cette pelote est appliquée sur le trajet de l'artère et maintenue par des tours de bande ; ou bien encore, on place sur le côté opposé du membre une plaque en bois fort, sur laquelle les extrémités du lien circulaire sont tordus à volonté avec une baguette ; il a l'inconvénient d'exercer la compression sur tout le tour du membre.

Le tourniquet de Petit a été remplacé par un cylindre d'acier fixé sur une crémaillère, et autour duquel s'enroule le ruban ; mais le mouvement en est trop long. Une simple boule pourrait suffire dans le plus grand nombre de cas.

Les compresseurs. — Celui de Dupuytren se compose d'un demi-cercle de fer dont on allonge la courbure à volonté suivant la grosseur du membre, et chacune de ses extrémités est une pelote. La pelote oblongue est placée sur le trajet du vaisseau, et sur elle est une vis de pression qui exerce la compression nécessaire ; la pelote plate est fixée à la face opposée du membre où elle prend un point d'appui.

La pelote seule consiste en une bande roulée, dont on applique une extrémité du globe sur l'artère, tandis que l'autre extrémité est tenue par les doigts de celui qui fait la compression.

Le cachet n'est autre chose qu'une pelote garnie d'un manche. Les doigts réunis d'un aide appliqués sur le trajet du vaisseau, tandis qu'avec le pouce il prend un point d'appui sur le côté opposé du membre, sont généralement préférés à la pelote et au cachet qui se déplacent aisément.

En outre des hémorrhagies dont les plaies des vaisseaux artériels ou veineux peuvent être le siége, il y a encore celles qui ont leur source sur des surfaces muqueuses et qui réclament l'application de pièces de linge ou bandages. Celles dont nous avons à nous occuper ici sont l'épistaxis ou hémorrhagie nasale, et la métrorrhagie ou hémorrhagie utérine.

Avant d'aborder cette matière, disons avec M. Thivet « que si l'on se sert du bourdonnet pour faire un tamponnement dans un cas d'hémorrhagie, on lui donne plus de volume, et il prend alors le nom de tampon. Il doit être lié par le milieu avec un fil ciré, dont on laisse ou non pendre les extrémités. (Thivet, *ouv. cit.*, p. 16.) »

HÉMORRHAGIE NASALE. — Lorsqu'un écoulement de sang par les narines n'a pu être combattu par les moyens ordinaires, compresses imbibées d'eau froide, glacée, d'oxycrat ou éther, placées sur le front ; par des limonades ou autres réfrigérants à l'intérieur ; par des révulsifs aux extrémités, il faut employer le tamponnement. Il peut se faire de deux manières : 1° en bouchant les deux ouvertures antérieures ; 2° en bouchant les deux postérieures aussi, c'est-à-dire pratiquer le double tamponnement.

Voici comment M. Blandin expose les préceptes à suivre à cet égard dans le Dict. de méd. et chir. prat., t. VII, p. 434. Quand il suffit de tamponner l'ouverture antérieure des narines, on peut y porter une longue mèche de charpie à longs brins, trempée dans une solution astringente, et qu'on refoule doucement en haut et en arrière du côté de la cloison, jusqu'à la paroi supérieure, au moyen d'un porte-mèche. Pour pratiquer le double tamponnement, on peut à la rigueur se servir d'une sonde élastique très-souple et très-flexible; mais il est infiniment plus commode de se servir de la sonde de Bellocq, qui consiste en un tube d'argent recourbé à la manière des algalies uréthrales ordinaires, muni d'un mandrin terminé par un ressort de montre, et fermé d'un bouton percé d'un chas. On disposera deux bourdonnets de charpie, l'un du volume d'une grosse noix, qu'on liera par le milieu avec un double fil, et l'autre un peu moins gros.

« Le malade sera assis sur une chaise, devant une croisée bien éclairée ; sa tête sera appuyée sur la poitrine d'un aide placé derrière lui, et fixée dans cette position. Le chirurgien, placé en face, glissera avec la main droite la

sonde de Bellocq dans la fosse nasale qui sera le
siége de l'épistaxis ; il lui fera suivre le plan-
cher de cette cavité, et la poussera ainsi dans
e pharynx, derrière le voile du palais ; là cet
nstrument sera reçu et guidé par l'index de la
main gauche, pendant qu'un aide, appuyant
sur son mandrin, le fera sortir sous le bord inférieur du voile du palais, vers lequel son ressort et sa courbure le portent naturellement ;
on l'attirera hors de la bouche, et on fixera
sur son bouton les deux chefs de l'un des fils
liés sur le milieu du gros bourdonnet. Aussitôt le mandrin sera retiré dans la sonde ; celle-
ci elle-même, entraînée dans la narine, servira
à y ramener le fil qui y aura été fixé. Avec les
doigts, on portera le bourdonnet dans la bouche et le pharynx, et on l'appliquera contre
l'ouverture postérieure des fosses nasales ; une
traction forte, exercée sur le fil qui sortira par
la narine, maintiendra le tampon dans cette
position. Alors les deux chefs du fil étant écar-
tés, l'un en haut, l'autre en bas de l'ouverture de la narine, on y interposera le petit
bourdonnet que l'on fixera en liant sur lui très-

fortement les deux fils précédents; l'autre fil reste en arrière dans la bouche, et on fixe son extrémité sur la joue. » Un morceau de sparadrap ou taffetas d'Angleterre remplit cet effet.

Nous n'avons rien à ajouter à la manière toute méthodique avec laquelle ce savant chirurgien a exposé l'art de placer le tamponnement dans les fosses nasales. Ce sont les règles que nous avons toujours suivies, lorsque, par nos fonctions d'interne, nous avons été appelé à porter secours à des malades qui étaient transportés dans les hôpitaux. En parcourant l'article ÉPISTAXIS de l'excellent *Dictionnaire des dictionnaires* de M. Fabre, nous y lisons, après les préceptes de M. Blandin, que : «Lorsqu'après un temps convenable, deux ou trois jours, par exemple, on a lieu de présumer que l'effet désiré est obtenu, on dénoue ou mieux on coupe les fils qui sont fixés sur le tampon antérieur, et tirant celui dont un bout sort par la bouche, on emmène de ce côté le bourdonnet postérieur auquel il tient.--M.Blandin, « vu certains accidents qui accompagnent l'usage de ce moyen, quoique d'ailleurs fort utile, recommande de n'en venir à cette opération que dans les cas, heureusement assez rares, où tous les autres moyens ont échoué. »

MÉTRORRHAGIE. — A l'article de ce mot, nous lisons dans le Dictionnaire de M. Fabre, qui rassemble d'une manière si claire les opinions éparses des hommes de la science, « que, pour favoriser la formation d'un caillot, seul capable d'arrêter les pertes utérines, les anciens faisaient usage d'injections, et surtout de pessaires astringents, d'étoupes imbibées de liquides styptiques, ou saupoudrées de substances de même nature, dans l'intention de retenir le sang et d'en faciliter la coagulation. Ces moyens de tamponner, mis en pratique par Portal, Hoffmann, Latourette, étaient presque oubliés, lorsque Leroux les expérimenta de nouveau, et s'efforça de les propager sous le nom de *tampon* (Dict. des dict., p. 630). Pour l'appliquer on remplit le vagin, jusqu'au museau de tanche, de pièces de linge usé roulées ensemble, ou d'une éponge suffisamment grande, ou de charpie dont on remplit une compresse qui, faisant l'office de sac, est introduite dans le vagin. Ces pièces de linge dépassant l'ouverture de la vulve sont maintenues, afin que la compression nécessaire soit constante, par un bandage en T, dont le plein est placé sur la vulve et les deux extrémités fixées sur le bandage de corps.

LIGATURES. — Ce sont les moyens extrêmes auxquels on a recours pour arrêter l'hémorrhagie des vaisseaux artériels lorsqu'ils ont été ouverts par des accidents, et les seuls usités aujourd'hui après les amputations des membres. M. Jamain, dans son excellent Manuel de petite chirurgie (p. 418), dit que la ligature est le plus simple et le plus sûr de tous les moyens hémostatiques. C'est à Ambroise Paré que le chirurgien est redevable de cette découverte, qui a rendu de si grands services à l'humanité. On distingue les ligatures en médiate, immédiate, temporaire, d'attente et permanente.

La *médiate* est celle qui embrasse, en même temps que l'artère, une partie plus ou moins considérable des parties environnantes.

L'*immédiate* est celle qui n'embrasse que l'artère.

La *temporaire* ne reste appliquée qu'un certain temps. On s'en servait autrefois, dit M. Sédillot, à qui nous empruntons tout ce qui a trait aux ligatures, pour prévenir l'hémorrhagie pendant les grandes amputations : on plaçait un fil autour des troncs vasculaires et des parties molles environnantes, et on le serrait de manière à suspendre le cours du sang ; l'amputation terminée, on détachait la ligature.

La *ligature d'attente* était placée sur le trajet des vaisseaux sans être serrée ; c'était un moyen précautionnel mis en réserve pour le le cas où une hémorrhagie se manifestait. On y a renoncé depuis qu'on a connu le danger réel, bien qu'exagéré, de la seule présence de cette ligature, qui pourrait ulcérer l'artère par simple contact, et déterminer l'accident qu'elle aurait pour but de prévenir.

La *ligature permanente* est donc à peu près la seule employée, et elle reste dans la plaie jusqu'au moment où les parties qu'elle entoure sont complétement divisées.

On s'est servi comme moyen de ligature de fils de chanvre ou de lin, de soie, de corde à boyau, d'intestins de vers à soie, de lanières de peau, et même de fils d'or, de platine et de plomb. Certains chirurgiens veulent les ligatures rondes, d'autres aplaties. Jones et la plupart des chirurgiens anglais se servent de ligatures de soie de dentistes tellement fines qu'elles ne pèsent qu'un 46ᵉ de grain, lorsque leurs extrémités sont coupées près du nœud. Le plus grand nombre des chirurgiens français mettent en usage des ligatures de fils ordinaires, cirés et réunis deux ou trois ensemble, lorsqu'ils veulent lier une artère considérable, uniques, s'il s'agit d'une petite artère.

Lorsqu'on doit lier un vaisseau coupé, faisant saillie à la surface d'une plaie, on saisit le bout avec des pinces à disséquer ou avec un ténaculum chargés d'une ligature qui porte un simple nœud. Une fois que le bout de l'artère est bien fixé et tiré en dehors de la plaie par le chirurgien, un aide fait glisser la ligature sur le vaisseau, serre le premier nœud, et en fait un second pour plus de solidité; puis avec des ciseaux on coupe les bouts pendants de la ligature à trois centimètres des nœuds.

Lorsqu'on a à lier un vaisseau entier et sans solution complète de continuité, comme on le pratique dans les cas de blessures d'artères très-profondes et d'anévrysmes, une fois que l'incision parallèle au vaisseau est pratiquée, on écarte avec soin les nerfs et les veines qui avoisinent l'artère, et, une fois l'artère à nu, on glisse entre elle et sa veine satellite une sonde cannelée en argent cuit. Dès que la sonde est engagée sous l'artère, on glisse sous la cannélure de la sonde un stylet d'argent très-fin, qui porte une ligature à son extrémité. Arrivé au bec de la sonde, on le saisit avec des pinces, et on le tire doucement à soi en même temps que l'on dégage la sonde cannelée. La ligature se trouve ainsi placée, et il ne reste plus qu'à l'assujettir, ce qui se fait avec deux nœuds. On se sert encore de l'aiguille de Deschamps et de Larrey, qui, chargée à une extrémité d'une ligature, remplace le stylet et la sonde.

Il n'appartient qu'aux traités de médecine opératoire de discuter les divers procédés usités pour les ligatures. Ce qui nous importe seulement est ce qui reste dans le domaine des bandages.

Les ligatures une fois placées, soit que l'on ait eu affaire à une artère ouverte par l'amputation d'un membre, soit à une artère anévrysmatique, dans le premier cas il y a à décrire le bandage consécutif à l'amputation, dans le second les bandages employés pour la réunion des plaies. C'est donc en traitant de ces dernières que nous aurons occasion de tracer les préceptes de déligation pour les cas de ligatures ; mais, avant, nous parlerons des *sutures*. Cette manière de procéder nous évitera des répétitions, et rendra nos descriptions plus claires.

SUTURES. — Ne pouvant pas, sans sortir de notre plan et risquer de tomber dans la confusion, nous étendre sur tout ce qui concerne les sutures, nous renvoyons, pour ce qui a trait à cette partie de la chirurgie, à la *Médecine opé-ratoire* de M. Sédillot, au *Manuel de petite chirurgie* de M. Jamain, et, rentrant dans la matière des bandages, nous traiterons ce qui concerne la suture sèche et le pansement usité après les sutures sanglantes.

Dans son grand Traité de bandages, M. Thivet parle d'une suture sèche qui se compose de fils traversant, de dedans en dehors, deux bandelettes de diachylon placées près des deux lèvres de la plaie, et destinées à les mettre en contact.

Après l'application des sutures sanglantes, le pansement consiste dans une simple compresse enduite de cérat, matelassée d'un peu de charpie. Ce petit appareil est maintenu par des tours de bande, ou un bandage de corps, si l'on opère sur le tronc.

LES PLAIES. — Si, comme le dit M. Jamain (*ouv. cit.*, p. 554), il est important de noter la direction des plaies, et par rapport à l'axe du corps, et par rapport aux tissus blessés, nous pensons de notre côté qu'il ne l'est pas moins par rapport au genre de bandage et de pansement, qui sont d'un si grand secours dans les solutions de continuité des parties molles, aussi bien que des parties osseuses. Que l'on ait affaire à des plaies en long ou des plaies en travers, les premiers soins à donner sont les mêmes, c'est-à-dire rapprocher les bords de la plaie, que l'on nettoie avec de l'eau, tiède ou froide, selon l'indication; maintenir la réunion des lèvres de la plaie, soit par des points de suture, soit avec des bandelettes de sparadrap, et la soustraire au contact de l'air en la recouvrant d'une compresse sèche ou plutôt cératée. Le bandage seul subit des modifications.

POUR LES PLAIES EN TRAVERS. — On fixe par des circulaires répétées autour du membre deux bandes, l'une au-dessus, l'autre au-dessous de la plaie. La bande d'en bas, divisée en deux chefs à partir du milieu de sa longueur, les présente dans les deux lanières pratiquées vers le milieu de la bande d'en haut; alors, en tirant en haut les chefs de la bande inférieure, et en bas l'extrémité de la bande supérieure, on opère une traction qui, agissant sur les tissus en sens opposé, doit évidemment les rapprocher. Les deux chefs de la bande supérieure et inférieure sont fixés par les circulaires des mêmes bandes qui ont assujetti leurs bouts initiaux. Pour plus de solidité, on a soin de renverser successivement les bandes supérieure et inférieure entre les tours des bandes circulaires.

Ce même bandage, servant pour les fractures de la rotule en travers, a été dessiné à la jambe droite du mannequin noir (N). Il sert encore pour les fractures de l'olécrâne et aux ruptures du ligament rotulien et du tendon d'Achille.

Les bandages unissant des PLAIES EN LONG peuvent être appliqués au front, à la lèvre supérieure, après l'opération du bec de lièvre (*voyez* les lèvres du mannequin noir B), à la poitrine et à l'abdomen, et enfin aux membres.

Ce bandage comporte deux temps, celui de la préparation et celui de l'application. 1° On applique à quelques centimètres de distance de la plaie des compresses graduées ; on choisit une bande dont la largeur dépasse la longueur de la plaie ; on fend en deux ou en trois lanières une extrémité de la bande, lesquelles lanières devront passer chacune dans une boutonnière correspondante ; et pour qu'il en soit ainsi, les lanières étant placées sur la plaie, on déroule la bande autour des parties qu'elle doit embrasser, et on pratique un nombre de boutonnières égal à celui des chefs à l'endroit où le corps de la bande rejoint son extrémité, en entourant juste le membre. 2° Ces dispositions une fois faites, on place sur la partie du membre opposée à celle de la blessure le plan de la bande intermédiaire aux boutonnières et aux lanières ; on ramène les extrémités de la bande vers la plaie ; on fait passer chaque lanière dans sa boutonnière respective, et, les tirant en sens opposé, on rapproche les lèvres de la plaie. On termine par des circulaires autour du membre.

M. Gerdy, lorsqu'il a affaire à une blessure de longue dimension, se sert d'une bande large de quatre à cinq travers de doigt, qu'il roule

en deux globes. Il place le plein sur le point
du membre opposé à la blessure, conduit les
deux globes vers la plaie, et, parvenu à son
niveau, il fait passer un globe par une ouverture qu'il pratique au-dessous de l'autre globe,
continue les circulaires autour du membre,
passe une et deux autres fois (s'il le juge nécessaire pour mieux opérer un rapprochement)
le globe dans une nouvelle boutonnière, et
termine les deux globes par des circulaires.

PANSEMENT ET BANDAGES DES AMPUTATIONS. —
En outre de la pièce de linge fendue en deux
ou trois chefs dont nous avons parlé plus haut,
des fils à ligature pour lier les vaisseaux artériels que le couteau a divisés, il y a d'autres
pièces non moins importantes, que nous
allons énumérer d'après leur ordre d'application sur le moignon : 1° des bandelettes de
sparadrap ; 2° des compresses fenêtrées cé-
ratées ; 5° des plumasseaux de charpie également cératés ; 4° des compresses longuettes ;
5° ou des compresses coupées en croix de
Malte ; 6° ou une grande bande. On fait des

pièces que nous venons d'énumérer l'emploi suivant : 1° les bandelettes agglutinatives, que l'on a soin de présenter au feu d'abord, sont placées de la partie postérieure à la partie antérieure du moignon, c'est-à-dire dans le sens opposé des lambeaux réunis qui forment une plaie transversale ; 2° la compresse fenêtrée enveloppe le moignon ; 3° le plumasseau de charpie, dont les dimensions sont conformes à celles du membre amputé, est placé dans le sens des lèvres de la plaie, c'est-à-dire que les deux extrémités correspondent aux bords internes et externes de la plaie ; 4° les compresses longuettes, d'autant plus larges que le moignon est plus large, sont appliquées, les unes, dans le sens contraire au plumasseau, c'est-à-dire de la partie postérieure à la partie antérieure du membre, en assez grand nombre pour recouvrir le moignon ; les autres sont placées circulairement autour du membre, recouvrant et assujettissant les premières ; 5° on peut, si on le juge convenable, au lieu de compresses longuettes, recouvrir l'appareil du moignon avec deux compresses coupées en croix de Malte fixées par des tours de bande ; ou encore, 6ᶜ on se sert de la capeline. Dans ce cas, le chirurgien, tenant entre le pouce et les trois premiers doigts une bande roulée à un globe, longue de dix mètres, large de quatre travers de doigt, fait d'abord quelques circulaires autour du membre, au-dessus du moignon, les assujettit avec des épingles, conduit le globe au-devant du moignon, revient au point d'où il était parti, passe derechef devant le moignon, toujours en renversant la bande de dehors en dedans, et mettant des épingles, pour fixer les jets de bande ; il continue jusqu'à ce que toutes les compresses soient recouvertes, et finit par deux circulaires au-dessus du moignon, comme il a commencé.

Cette capeline peut être employée pour l'amputation des membres supérieurs et inférieurs. (*Voyez* le bras gauche du mannequin noir, J, qui, séparé de l'avant-bras, représente un moignon recouvert d'une capeline.)

CHAPITRE III.

—

NOMENCLATURES DES BANDAGES.

Nomenclatures des bandages. — Définition de chaque genre. — Circulaire.— Oblique.— Roulé ou spiral.— Croisés.— Noués. — Récurrent. — T. — Froudes. — Définition des espèces. — Unissant. — Divisif. — Contentif. — Compressif. — Rétentif. — Expulsif. —Réductif. — Système de M. Mayor.

Les anciens, pour établir leur classification de bandages, en outre qu'ils leur avaient donné le nom de l'animal avec lequel ils leur trouvaient quelque ressemblance, les avaient aussi désignés d'après leur action et leur propriété. Ainsi il y avait, disaient-ils, un bandage unissant, compressif, expulsif, etc., circulaire, roulé, etc. La dénomination des premiers nous indique qu'ils servent dans les cas où il faut établir une compression, réunir une solution de continuité. La dénomination des seconds nous indique la forme que nous devons leur donner ; mais, comme le dit M. Thivet, elle n'apprend rien des conditions qu'ils remplissent.

« Mais si, au lieu de dire *bandage compressif*, par exemple, continue l'auteur que nous venons de nommer, on dit *huit compressif*, on saura faire de suite l'application du bandage, et remplir le but qu'on se propose relativement à son action. De cette manière, les bandes ne sont pas plus privilégiées que les autres pièces de pansement, car un bandage n'est souvent compressif que par elles. Il est donc plus naturel de puiser les genres dans une classification, et les espèces dans l'autre, et d'établir la suivante, qui renferme dix genres subdivisés en *espèces* :

GENRES.	ESPÈCES.
1er *Circulaire*	Unissant ou incarnatif. Divisif. Contentif. Compressif. Rétentif. Expulsif.
2e *Oblique*	Contentif. Compressif.
3e *Roulé ou spiral*	Unissant. Contentif. Compressif. Rétentif. Expulsif.

GENRES.		ESPÈCES.
4e *Croisé, huit, X*.	{	Unissant. Divisif. Contentif. Compressif. Réductif.
5e *Noué ou nœud*.	|	Compressif.
6e *Récurrent*	{	Compressif. Contentif.
7e *Invaginé*.	|	Unissant.
8e *T*.	|	Contentif.
9e *Croix*.	|	Contentive.
10e *Fronde*..	|	Contentive.

DÉFINITION DE CHAQUE GENRE.

« CIRCULAIRE. — Il se compose de tours de bande perpendiculaires à l'axe du corps du membre sur lequel il est appliqué.

« OBLIQUE. — Les tours sont obliques relativement au même axe.

« ROULÉ OU SPIRAL. — Les jets de bande figurent un pas de vis. Tantôt le spiral est écarté, d'autres fois recouvert à moitié ou aux deux tiers ; on le nomme *spiral demi-couvert*. Dans cette espèce de spiral, chaque tour de bande porte le nom de doloire ; ainsi l'on dit, *montez par des doloires jusqu'à la partie supérieure du membre...* Il est évident qu'on veut indiquer le bord inférieur de la bande d'un côté et le bord supérieur de l'autre.

« CROISÉ, 8, χ — Il est le résultat du croisement oblique des jets de bande qui figurent assez bien un 8 ou la lettre grecque χ ; quelquefois il résulte de l'application d'une bande en X.

« NOUÉ OU NŒUD. — Ce bandage n'est autre chose que le nœud d'emballeur ou en croix. (Il sera décrit aux bandages de la tête.)

« RÉCURRENT.—Si la bande, après avoir marché dans un sens, change tout à coup de direction en revenant au point de départ, elle forme un récurrent qui a besoin d'être maintenu par un circulaire sur lequel la bande se réfléchit.

« INVAGINÉ.— Un chef, s'engageant dans une boutonnière que présente l'autre chef, figure un invaginé.

« T.—Il résulte de l'application de la bande composée que nous appelons T.

« CROIX. — Comme le précédent, il tire son nom de la forme de la bande qui doit servir à l'appliquer.

« FRONDE.—Il tire aussi son nom de la bande qui le compose.

DÉFINITION DE CHAQUE ESPÈCE.

« 1o UNISSANT. — Employé pour la réunion des plaies.

« 2o DIVISIF. — Pour maintenir dans leur position naturelle des parties qui tendent à se rapprocher, comme dans les brûlures.

« 3o CONTENTIF.—Pour maintenir dans leur lieu des parties déplacées sans les comprimer, ou pour tenir appliquées les différentes pièces de pansement.

« 4o COMPRESSIF. — On s'en sert, soit pour détruire des parties vivantes, soit pour changer leur mode de vitalité, soit enfin pour s'opposer aux progrès d'une affection qui menace d'envahir tout un organe en compromettant les jours du malade. On y a recours encore dans un grand nombre de cas analogues.

« 5° RÉTENTIF.—Destiné à empêcher les viscères de s'échapper de leur cavité. On a encore donné ce nom aux bandages contentifs des luxations et des fractures.

« 6° EXPULSIF.—Employé pour vider le fond d'un foyer purulent.

« 7° RÉDUCTIF. — On appelle réductif tout bandage destiné à ramener dans leur position des os qui en avaient été éloignés, soit accidentellement, soit à la suite de maladies. (Thivet, *Traité de bandages,* p. 64, 65, 66, 67, 68.)

EXPOSITION DU NOUVEAU SYSTÈME

« M. Mayor, de Lausanne, dit M. Thivet, voulant renverser l'ancien système comme trop défectueux, créa celui des pleins ou mouchoirs, en étendant leur application à tous les

cas où les bandes peuvent être appliquées...
Je ferai remarquer que la plupart des *bandages - mouchoirs* sont seulement *contentifs*,
tandis que les nôtres, au contraire, sont plus
spécialement *compressifs*, surtout s'ils sont
faits avec des bandes simples.

« Le mouchoir offre successivement les formes du *carré*, du *triangle*, du *rectangle*, de la
cravate et du *lien*. Ses dimensions et son épaisseur varient selon les circonstances... Le lien
n'est que la cravate tordue. (Thivet, *ouv. cit.*,
p. 68.) »

Quels que soient les motifs qu'ait eus
M. Mayor pour s'élever contre le système des
bandages en usage depuis tant de siècles,
quelle que soit la valeur de supériorité qu'il
donne au sien, on ne saurait contester qu'il est
d'un grand secours dans maintes circonstances. Les compresses et les bandes, ou autres pièces de linges indispensables à la formation des bandages ordinaires, ne se trouvent
pas toujours sur les lieux des accidents qui en
exigent *subitò* l'emploi; tandis que bien rarement quelqu'un est dépourvu de cravate et de

mouchoir. C'est en cela, surtout, que la con-
naissance du système déligatoire, créé par le
chirurgien de Lausanne, est indispemsable
aux praticiens des petites localités, et nous ne
le croyons pas inutile pour ceux des grandes.
Aussi, afin d'être utile à tous, aurons-nous
soin, dans la description des bandages affectés à chaque région, de ne pas oublier ceux
que M. Mayor a proposé de mettre à leur
place. Chacun établira sa comparaison.

CHAPITRE IV.

—

BANDAGES DE LA TÊTE.

CAPELINE.

Bandages de la tête —Capeline. — Couvre-chefs. — Croisés. — Bandages de Galien. — Écusson.— Nœud d'emballeur.— Bandeau. — Masque. — Chevêtres. — Fronde. — Monocle. — Binocle. — Bourse du nez. — Fronde du nez. — T contentif du nez. — Bec de lièvre.— Circulaire du col. — Fronde du col. — Pansement et bandage de la fistule lacrymale. — Bandages de la tête d'après M. Mayor.

La capeline se fait avec une bande de 7 à 8 mètres, large de 3 à 4 travers de doigt, roulée à deux globes inégaux. On place la partie intermédiaire aux deux globes sur le milieu du front, on conduit les deux globes derrière la tête, où on les croise en les changeant de main; puis, faisant un renversé avec le globe inférieur, on le ramène en avant en passant sur le sommet de la tête, et on l'assujettit par une circulaire faite avec l'autre globe; on renverse le premièr globe là où il est assujetti, pour le porter en arrière où il est encore fixé par une autre circulaire; puis, on le ramène en avant, puis d'avant en arrière, et l'on continue ainsi jusqu'à ce que toute la tête soit couverte. Chaque jet de bande couvre un tiers du précédent en se déjetant sur le côté en forme de côte de melon à la romaine. (*Voyez* la tête du mannequin noir, A. — 1. Globe qui fait les circulaires; — 2. Globe qui fait les tours sur la tête.)

La capeline s'emploie dans les cas d'écartements des sutures crâniennes. Elle a l'inconvénient de se déranger facilement.

COUVRE-CHEF.

On distingue le grand et le petit couvre-chef. Le grand se fait avec une serviette pliée en double, plus longue que large. L'un des bords doit dépasser l'autre de quatre travers de doigt. La partie moyenne est appliquée sur le sommet de la tête; les deux chefs antérieurs sont fixés sous le menton, et les deux chefs postérieurs sont amenés derrière l'occiput où on les noue.

Le grand couvre-chef est un bandage solide. On l'emploie dans l'opération du trépan.

Le PETIT COUVRE-CHEF se fait avec un mouchoir plié en triangle, ou avec le serre-tête, connu de tout le monde. C'est à peu près le seul bandage usité pour maintenir les cataplasmes ou autres topiques sur la tête.

CROISÉ.

Le croisé de la tête se fait avec une bande à un globe; mais on préfère généralement le faire avec un à deux globes égaux. Roulée à deux globes, la bande sera de 5 à 4 mètres de longueur, et 5 travers de doigt de large. Appliquez le plein de la bande sur la tempe opposée au côté malade; faites deux circulaires autour du front. Lorsque vous êtes sur la tempe du côté sain, vous y fixez les deux bandes avec une épingle; faites un renversé à l'une et l'autre, vous en dirigez une sur le sommet de la tête, qui s'entrecroise avec l'autre sous le menton, et vous continuez ainsi jusqu'à ce que l'appareil que vous voulez maintenir sur les tempes, sur les joues ou la région sus-hyoïdienne, soit suffisamment recouvert ; vous finissez par une circulaire autour du front.

Le bandage dit en croix, se fait avec deux bandes cousues ensemble par le milieu de la longueur. Plaçant ce point d'entrecroisement sur une tempe, vous faites avec les deux jets pendants des circulaires verticaux sous la mâchoire inférieure et le sommet de la tête, et avec les deux autres, des circulaires autour du front ; il faut faire des renversés chaque fois que les bandes se croisent.

La croix sert également pour les plaies du crâne et de la face.

BANDAGE DE GALIEN.

Appelé aussi bandage des pauvres, il se fait avec une pièce longue de 1 mètre et large de 14 à 15 centimètres. Les deux extrémités sont fendues en trois, de sorte que le bandage porte six chefs. On laisse sur le milieu un plein de quatre à cinq travers de doigt, lequel plein est posé sur le sommet de la tête. Les deux chefs moyens, passant sur les joues, sont fixés sous le menton ; les deux antérieurs sont fixés à la nuque ; enfin, les deux chefs postérieurs sont fixés sur le front. Il est aisé de voir qu'un chef est toujours croisé sur l'autre.

Servant pour les pansements qu'on fait à la tête et aux parties latérales, ce bandage est plus solide, plus léger que la capeline, le couvre-chef et ceux qui ont le même but.

ÉCUSSON.

Une pièce de linge assez grande pour couvrir l'oreille seulement, ou bien l'oreille et la région mastoïdienne, si besoin est, est coupée en triangle. Chaque angle porte une bandelette ou ruban de fil. On place le milieu de la compresse sur l'oreille, de manière à ce que l'angle horizontal soit tourné du côté de la région postérieure de la tête. Le ruban de l'angle supérieur, passant sur le sommet de la tête, est noué sous le menton avec celui de l'angle inférieur, tandis que le ruban de l'angle postérieur est fixé à celui de l'angle supérieur à la région postérieure du crâne par où il passe.

L'écusson maintient tout pansement sur l'oreille et la région mastoïdienne.

NOEUD D'EMBALLEUR.

Il faut une bande longue de 6 ou 7 mètres, large de 3 travers de doigt, roulée à deux globes égaux (*Voyez* la figure n° 2, par exemple de cette bande ; A, est le plein de la bande, BB. les deux globes). On applique le plein de la bande sur la tempe malade, on dirige les deux globes sur la tempe opposée où on les croise pour les ramener sur la tempe malade ; là on les croise et les renverse de manière à former un demi-nœud, puis on les ramène sur la tempe saine, d'où on les conduit derechef sur la tempe malade, où ils sont croisés et renversés comme en premier lieu pour former un demi-nœud sur le premier ; puis conduits, l'inférieur sous le menton, le supérieur sur le sommet de la tête, ils sont croisés sur la tempe saine d'où ils sont conduits sur la tempe malade pour recouvrir les nœuds. On termine par deux circulaires, et les deux bouts sont fixés l'un sur l'autre au moyen d'une épingle sur la tempe saine.

Ce bandage, qui a été créé par les anciens pour maintenir et comprimer la petite compresse graduée que l'on place sur l'artère temporale ouverte par accident ou par la lancette, est très-solide; il remplit bien le but que l'on se propose, celui d'établir une forte compression, mais il fatigue et cause même une douleur difficile à supporter le temps nécessaire.

Avant d'appliquer le nœud d'emballeur, il faut couvrir la tête du malade d'un bonnet, ainsi que le recommande M. Thivet, pour l'application de tous les bandages, lorsque la face est le siége du mal. Pour le crâne, cette précaution est inutile.

BANDEAU.

C'est tout simplement une compresse longuette, assez longue pour que les deux extré-

mités s'entrecroissent à la nuque, et assez large
pour que, pliée en deux ou trois doubles, elle
laisse une largeur de 4 travers de doigt.

Le milieu est appliqué sur le front, le bord
inférieur ne dépassant pas les sourcils; les deux
extrémités croisées à la nuque y sont fixées par
deux épingles.

Le bandage employé dans les cas où l'on
veut maintenir un pansement sur le front,
sert aussi à maintenir un topique sur les yeux,
à les préserver de la lumière, comme après
l'opération de la cataracte, et alors le bord inférieur arrive presqu'au bout du nez.

MASQUE.

C'est une pièce de linge carrée assez grande
pour couvrir la face. Le bord supérieur arrive
au haut du front, le bord inférieur dépasse la
houppe du menton, et les bords latéraux ne
dépasseront pas le conduit auditif. Aux quatre
angles sera fixée une bandelette. Celles des
angles supérieurs seront assez longues pour
être entrecroisées à la nuque et ramenées à

la partie antérieure du front où elles seront nouées; celles des angles inférieurs seront nouées à la nuque.

En tout conforme au nom qu'elle porte, cette compresse devra être percée au niveau de la bouche et des yeux. A la région nasale on établira une bourse pareille à celle des masques, ouverte à sa base.

Le masque sert dans les cas où toute la face est affectée, comme par une brûlure, une éruption dartreuse. Mais lorsqu'il s'agit d'empêcher les enfants d'atteindre les boutons avec le bout des doigts, il est plus sûr de se servir d'un masque *en tissu élastique*, comme l'a proposé très-ingénieusement M. Thivet.

CHEVÊTRE.

Les anciens comptaient sept chevêtres ; aujourd'hui on a réduit le nombre à deux. Le *simple* et le *double*.

M. Jamain décrit d'une manière très-lucide ces deux bandages. « Pour faire le CHEVÊTRE SIMPLE, on prend une bande de 6 à 7 mètres, roulée à un globe. On porte le chef initial de la bande sur le front, et on le fixe par deux circulaires horizontaux autour du crâne ; puis, si la maladie est à droite, de la nuque on dirige sa bande derrière l'oreille gauche, puis sous la mâchoire inférieure du même côté, puis en avant de l'angle de la mâchoire inférieure du côté droit ; on remonte, en passant entre l'angle externe de l'œil et l'oreille du côté droit, jusqu'au-dessus du front ; on traverse obliquement le sommet de la tête en dirigeant la bande vers la partie postérieure de l'oreille gauche, et on fait de cette manière trois circulaires, comme il a été dit précédemment. Arrivé au-dessus du front, après avoir fait le dernier circulaire, on renverse la bande en la dirigeant vers la nuque, et on termine le bandage en faisant des circulaires horizontaux autour du crâne. On conseille, lorsque la bande est arrivée sur l'angle de la mâchoire inférieure du côté malade, du côté droit dans le bandage que nous venons de décrire, de diriger la bande vers la nuque, en passant obliquement sur l'angle de la mâchoire inférieure du côté droit, en avant du menton. Fait de cette manière, le bandage aurait l'inconvénient de pousser le menton en arrière, et par conséquent de porter en avant le fragment inférieur de l'os maxillaire dont la branche verticale aurait été fracturée. Il vaut mieux, comme le conseille M. Gerdy, terminer le bandage comme il a été dit plus haut.

Ce bandage sert pour contenir les fractures de la mâchoire inférieure ; il est peu solide, se dérange facilement, et contient mal le fragment inférieur quand la fracture siége assez haut pour que celui-ci puisse être entraîné en haut et en avant par le ptérygodien externe : aussi, lorsque ce bandage est appliqué pour une fracture de la mâchoire inférieure, il faut appliquer le long de la bande verticale de cet os, des compresses épaisses, afin de repousser autant que possible le fragment inférieur en arrière.»

CHEVÊTRE DOUBLE.

«Ce bandage est beaucoup plus solide que le

précédent, surtout lorsqu'il est appliqué ave
une bande à deux globes : aussi le chevêtr
double est-il peu employé. Je ne décrirai qu
le chevêtre double à deux globes. Il faut pour
faire ce bandage une bande roulée à deux globes, longue de 8 à 10 mètres. On applique sur
le front le plein de la bande intermédiaire aux
deux globes; on les porte à la nuque, où on
les entrecroise; de là on porte les deux globes
sous le menton, où ils s'entrecroisent encore,
et ils sont ramenés sur le front en passant
sur les deux angles des mâchoires, entre
l'angle externe de l'œil et l'oreille de chaque côté. Arrivé là, on entrecroise de nouveau les bandes, et on va porter chacun des
deux à la nuque, où on les entrecroise de nouveau; de là on les porte sous la mâchoire, etc.,
et on fait trois ou quatre tours de la même manière. Si on n'applique pas ce bandage pour
une fracture au niveau des condyles, ou pour
une fracture très-oblique du corps de la mâchoire, on peut ramener un tour de bande
sous le menton, de manière à entrecroiser les
deux chefs de la bande au-dessous de la lèvre

inférieure ; de là on conduit les deux globes à
a nuque, et on termine par des circulaires au-
our du cou, ou bien, ce qui est mieux, par des
irculaires autour de la tête.

Ce bandage est très-solide, gênant pour les
alades ; mais il a l'avantage de contenir par-
itement les fractures obliques du corps de la
âchoire, il se desserre peu ; mais on est quel-
uefois obligé de le réappliquer, parce que la
ande mentonnière est salie par la salive.

Comme ce bandage maintient immobile la
mâchoire inférieure, il est indispensable, lorsqu'il doit être appliqué pendant quelque temps,
de placer entre les molaires, de chaque côté,
de petits morceaux de liége, dans l'intervalle
desquels on puisse faire passer des aliments liquides ou mous. Il va sans dire que lorsqu'on
'applique pour une fracture, il faut avoir soin
de se munir de petites compresses, qui, par
leur pression sur les fragments, effacent les
saillies qui pourraient causer les déplacements
s os.

Ces soins sont inutiles quand on applique le
chevêtre pour maintenir réduite une luxation

de la mâchoire inférieure » (Jamain, *Man. cit.*)
« Ces deux bandages autrefois fort renommés,
dit M. Sédillot, pour les cas de fractures ou de
luxations de la mâchoire inférieure, sont généralement abandonnés aujourd'hui. On leur
préfère une simple fronde qui soutient aussi
bien les parties sans gêner autant les malades. »

FRONDE.

La fronde du menton se fait avec une pièce
de linge longue de 1 mètre sur 12 décimètres
de large. Chaque extrémité est divisée en deux
chefs, et on laisse entre les deux fentes longitudi-
nales, un plein de 8 à 10 décimètres (*Voyez* le
n° 11 ; a. plein de la fronde ; b.b.b.b., les quatre
chefs formés par la fente qui les sépare à chaque bout). Ce plein est appliqué sur le menton ;
les deux chefs supérieurs sont portés à la nuque où ils sont croisés et ramenés sur le front
pour y être fixés. Les deux chefs inférieurs sont
conduits par dessous le menton, sur les oreilles, au sommet de la tête où on les croise, pour

es reporter sous le menton où ils sont fixés par
ne rosette. Les divers jets ou croisés que for-
ient les chefs de la fronde, sont mieux fixés
uand on a soin de placer des épingles qui les
nissent avec le bonnet ou le serre-tête du ma-
de. (*Voyez* le n° 12 aux figures. La tête de
figure n'est pas recouverte d'un bonnet;
ette précaution a été prise afin que les jets de
fronde fussent plus apparents, la tête étant
oins surchargée.—a. est le plein de la fronde
ppliqué sur le menton;—b. les deux chefs su-
érieurs portés derrière la tête et fixés sur le
ront;—c.c. les deux chefs inférieurs croisés sur
e sommet de la tête et noués sous le menton).

La fronde, ainsi que nous l'avons déjà dit,
est préférable aux chevêtres, etc. Elle est plus lé-
ère; incommode moins le malade; elle est su-
jette à se desserrer un peu, parce que les bouts
peuvent lâcher, mais il ne faut pas de grands
frais pour la resserrer. En outre qu'il est très-
utile pour les cas de fractures et luxations de
la mâchoire inférieure, ce bandage sert très-
bien à maintenir des plumasseaux de charpie
ou autres objets à pansement, soit sur la

houppe du menton, soit sur les parties latérales.

Afin que le bonnet du malade ne soit pas dé-
rangé par les tractions que peuvent exercer
sur lui les chefs de la fronde, on peut le fixer
par deux tours de bande autour de la tête, ou
lui préférer un serre-tête. La fronde ne s'applique jamais à nu sur la mâchoire inférieure;
elle repose sur deux compresses longuettes entrecroisées, de manière que les jets de la compresse supérieure sont tournés vers le bas et
ceux de l'inférieure vers le haut.

MONOCLE.

Ce croisé contentif d'un œil, se fait avec une
bande large de 4 centimètres et longue de 5 à
4 mètres (certains auteurs en fixent 7), roulée à un globe. Le chef initial est placé sur le
front et assujetti par deux circulaires; lorsque,
à la deuxième circulaire, vous êtes au niveau
de l'oreille droite, vous fixez votre jet par une
épingle (nous supposons que c'est l'œil gauche
sur lequel on doit agir), vous conduisez le globe

à la nuque, de là sous l'oreille, sous l'angle de l'œil malade ; vous regagnez le front, redescendez à la nuque, là vous vous conduisez ainsi qu'il a été dit, pour gagner l'œil malade, jusqu'à ce qu'il soit couvert en entier, et terminez votre bande par une circulaire autour de la tête.

Le monocle n'est appliqué qu'autant que le malade a la tête couverte d'un bonnet. Il est employé dans tous les cas où il s'agit de maintenir un appareil sur l'angle ou le milieu de l'œil.

Lorsque l'on a besoin d'exercer une assez forte compression sur l'œil, on l'applique, ainsi que le conseille M. Thivet, dans son grand ouvrage : « Laissez pendre, au-devant de l'œil malade, 50 centimètres du chef initial ; dirigez ensuite le globe vers la bosse pariétale opposée, puis à la nuque, et fixez cet oblique par un circulaire horizontal du front ; de là, portez le globe à la nuque, puis sous le menton, en passant par-dessus le chef initial que l'on renverse alors sur l'œil malade. On assujettit le tout par quelques circulaires verticaux qui aillent du sommet de la tête sous le menton, et terminez

aussi par une circulaire autour de la tête. »
— Ce bandage ne se relâche point, et les jets obliques qui sont au-devant de l'œil, ne tendent point à remonter comme dans l'œil simple.

BINOCLE.

Appelé aussi *croisé contentif des yeux*, le binocle se fait avec une bande roulée à un globe, ou mieux à deux globes. Cette manière étant le plus généralement adoptée, c'est elle que nous décrirons seulement.

Prenez une bande longue de 4 à 5 mètres, large de 4 centimètres, roulée à deux globes. Appliquez sur le front le point intermédiaire aux deux globes, vous les conduisez au-dessus du pavillon des oreilles à la nuque, où les changeant de main, vous les entrecroisez ; de là, ramenés au-dessous du lobule des oreilles, passant au niveau de la racine du nez, vous les y entrecroisez, en les changeant toujours de main ; vous revenez à la nuque, vous revenez à la racine du nez, toujours par entrecroisement, jusqu'à ce que les yeux, étant suffisamment couverts, les deux globes épuisés sont fixés l'un sur l'autre, par une épingle.

Pour plus de solidité, il n'est pas inutile de placer des épingles sur les points d'entrecroisement et sur les jets de bande qui sont mieux fixés sur le bonnet dont la tête du malade a été couverte, avant l'application du bandage.

Le binocle employé pour maintenir des topiques placés sur les yeux, y exerce une compression d'autant plus forte, que le chirurgien serre davantage les tours de bandes. Le binocle fait avec une bande à deux globes, est préféré parce qu'allant de bas en haut, les circulaires ne peuvent glisser, tandis qu'avec une bande à un globe, n'agissant que sur un œil à la fois, la circulaire qui couvre l'œil droit, par exemple, va de bas en haut, mais celle de l'œil gauche va de haut en bas, et alternativement d'un œil à l'autre, ce qui permet aux pièces à pansement de glisser dans le vide qui se trouve entre l'angle interne des yeux et la côte du nez.

BOURSE DU NEZ.

De tous les temps , connue sous le nom d'*Épervier* , la bourse du nez n'est autre chose qu'une espèce de sac fait avec une pièce de linge coupée d'après la forme et la grandeur du nez du malade, présentant trois angles inégaux. Le plus long , c'est-à-dire l'extrémité du sac qui monte à la racine du nez , est garni d'une lie ussez longue pour être fixée à la nuque , sur le point d'entrecroisement que forment les lies fixées aux angles latéraux qui passent sous les ailes du nez et sont ensuite , par ce même entrecroisement, portés à la partie antérieure du front où elles sont nouées. On peut , si l'on veut, les nouer à la nuque. (*Voy*. aux figures, le n° 16. La bourse du nez est appliquée. *a*. Bandelette qui, croisant le front , passe sur le sommet de la tête et est fixée à la nuque avec les deux autres *bb* qui, passant sur les joues , sont fixées à la nuque.)

L'épervier sert à maintenir un plumasseau de charpie ou tout autre pièce légère de pansement, appliquée au lobule du nez.

FRONDE DU NEZ.

Composée d'une pièce de linge large de 4 à 6 centimètres, fendue en deux à ses extrémités, de manière à former quatre chefs, percée au milieu par le lobule du nez ; les deux extrémités doivent être assez longues pour que les deux chefs supérieurs soient fixés à la nuque, et les deux chefs inférieurs à l'occiput.

Bien que ce bandage ne bouche pas les narines comme l'épervier, il est néanmoins fatigant, et peut être remplacé, dans certains cas, par des bandelettes de sparadrap. On lui préfère les bandages en T.

T DOUBLE CONTENTIF DU NEZ.

Ainsi que tous les bandages de ce nom, le T double du nez se forme : 1° d'une bande transversale longue de 1 mètre 1㏒2 à 2, sur 2 centimètres de large ; 2° de deux bandes longues d'un demi-mètre, fixées par un bout sur le milieu de la première, à la distance l'une de l'autre, de 4 centimètres.

Le milieu de la bande transversale, c'est-à-dire le point intermédiaire aux deux bandes perpendiculaires, est placé sur le milieu de la lèvre supérieure, de telle sorte que les deux bandes perpendiculaires soient tournées vers le haut. Ces deux dernières, conduites à la racine du nez, y sont entrecroisées ; de là, passées sur le sommet de la tête, elles sont fixées à la nuque, avec la bande transversale dont les deux chefs, conduits par-dessus les joues, vont se croiser à la nuque pour être ramenés sur le front où on les fixe avec une rosette.

Avant d'appliquer ce bandage, la tête doit être couverte d'un bonnet, et il n'est pas mal d'y fixer, avec quelques épingles, les jets qui le traversent. Il est employé pour le maintien d'un pansement sur la côte et les parties latérales du nez, dans les cas de fractures, etc.

Comme il entre dans notre plan de ne rien omettre de ce qu'embrasse l'art déligatoire, nous devons dire que le T double ne suffit pas toujours pour le maintien et la réduction des os fracturés du nez. Il est prudent d'introduire dans la narine correspondante à la fracture, et dans les deux, s'il y a lieu, un tampon qui empêche la dépression des fragments. Ce tampon se fait au moyen d'une sonde en gomme élastique ou tout autre tube percé pour ne pas arrêter la circulation de l'air dans les narines, que l'on garnit tout autour de linge ou autre substance molle, soit d'éponge ou coton. Une extrémité de ce tube est portée au haut du nez au-dessus du siége de la fracture, l'autre extrémité qui ne doit dépasser que de deux lignes les ailes du nez, afin de ne pas gêner la lèvre supérieure, est garnie de deux fils qui sont retroussés et fixés au front, sous une mouche de sparadrap.

BEC DE LIÈVRE.

Ainsi appelé du nom de l'affection pour laquelle il est employé. Ce bandage se fait de deux manières. Voici la première : dès que la solution de continuité de la lèvre supérieure a été réunie par les points de suture, qu'un plumasseau de charpie cératée a été appliqué dessus, que deux petites compresses graduées ont été appliquées sur les joues, et la tête du malade couverte d'un bonnet, le chirurgien prend une bande roulée à deux globes égaux. Elle devra être longue de 2 mètres, d'une largeur égale à la hauteur de la lèvre supérieure, de manière à ne pas gêner le nez, ni entrer dans la bouche. Le plein de la bande est appliqué sur le front, les deux petits globes conduits à la nuque, où ils sont entrecroisés et changés de main, pour être portés sur la lèvre du malade. Arrivés sur ce point, ils sont placés l'un sur l'autre par un demi-entrecroisement, reportés pardessus les oreilles, derrière la tête, reconduits à la nuque, portés derechef sur la lèvre malade, et puis, quand on voit la plaie suffisamment couverte, on termine, en conduisant les deux chefs pardessus les oreilles, à la partie postérieure de la tête, pour être fixés sur le front après deux circulaires.

Le bandage pour le bec de lièvre, ou toute plaie longitudinale accidentelle de la lèvre supérieure, peut encore se faire comme tous les *bandages unissants* des plaies de cette forme. Les précautions préliminaires dont nous avons parlé étant prises (il va sans dire que les compresses graduées sont maintenues sur les joues, par les doigts d'un aide), le chirurgien place le point intermédiaire aux deux globes à la nuque, les porte sur la lèvre supérieure, et là, pratiquant une boutonnière dans le sens longitudinal, sur une bande, il y fait passer le globe de l'autre, ramène les deux globes à la nuque, pour les reporter sur la lèvre malade, où il pratique une nouvelle boutonnière, comme en premier lieu, et puis, gagnant la partie postérieure de la tête, il fait, avec les deux globes, un entrecroisement, les porte sur le front et les fixe par deux tours de bande. *Voy*. aux figures, la lettre *B*. Un mannequin noir indique un bandage à bec de lièvre commencé. 3 indique le point où un globe est entré dans l'ouverture longitudinale pratiquée sur le jet du globe opposé. — 4.4. Les deux bouts qui, allant être portés derrière la tête, par-dessus les oreilles, seront entrecroisés, et puis, par deux circulaires, fixés au front. On a laissé ainsi l'application incomplète, avant qu'elle fût plus distincte.

CIRCULAIRE DU COU.

Le circulaire du cou est tout simplement une bande roulée à un globe, longue de 1 mètre et large de 6 centimètres. On en fait des circulaires autour du cou, sur les compresses longuettes déjà appliquées.

Il sert pour le maintien de plumasseaux, cataplasmes, vésicatoires et autres topiques des régions du cou. (*Voy*. aux figures, la lettre *c* du mannequin noir.)

FRONDE DU COU.

Faite avec une pièce de linge fendue à ses deux extrémités (*Voy*. aux planches, n° 11), comme la fronde du menton, la fronde du cou s'applique par son plein à la nuque. Les deux chefs supérieurs sont amenés et fixés sur le front ; les deux inférieurs sur la partie antérieure du cou, où ils sont fixés par une épingle.

Elle sert pour le maintien de pièces à pansement, à la nuque.

FISTULE LACRYMALE.

SON PANSEMENT ET LES PIÈCES NÉCESSAIRES.

Pour la guérison de la fistule lacrymale, le procédé de Méyeau, par la *dilatation*, est ainsi décrit dans le Dictionnaire de M. Fabre, vol. 5, p. 309. « Un stylet fin, ayant un œil pour recevoir un fil, est introduit par le point lacrymal ; le bout inférieur est arrêté dans la narine, par une sonde trouée et tirée au dehors, ainsi que le fil après lui. Le bout inférieur de ce fil reçoit une mèche formée de quelques brins de charpie, qu'on retire dans le canal nasal en tirant le fil par l'autre bout. Ce pansement est renouvelé tous les jours, et la mèche grossie graduellement, jusqu'à produire la dilatation désirée. Des pommades diverses peuvent être portées dans le canal nasal par la mèche.

BANDAGES DE LA TÊTE D'APRÈS M. MAYOR.

L'auteur de ce nouveau système de déligation procédant pour la description de ses bandages, par région , conformément à la classification que nous avons adoptée , il nous sera aisé d'en présenter une idée d'autant plus exacte pour établir le point de comparaison , que nous les donnerons au fur et à mesure que nous parcourrons les diverses parties du corps. Ce qui a été dit sur les bandages du chirurgien de Lausanne, dans le Dictionnaire de M. Fabre, ayant été, *à peu de chose près, extrait de l'ouvrage même* , et les descriptions étant faites d'une manière brève et lucide, nous ne pensons pas devoir mieux faire qu'en les rapportant textuellement dans notre Manuel.

CRANE ET FACE. — « *Triangle, bonnet de la tête pour maintenir le pansement qu'on applique sur les plaies du crâne;* M. Mayor se sert du mouchoir plié en triangle, qu'il applique sur la tête, comme un bonnet de nuit, la base tantôt en avant, tantôt en arrière, tantôt sur les côtés.

MONOCLE , BINOCLE , BANDAGE DU NEZ. — Ils sont faciles à obtenir, en abaissant le grand bord du triangle du mouchoir de tête, sur un seul ou sur les deux yeux, et en le faisant descendre jusqu'au lobule du nez. Il ne serait pas plus difficile de maintenir un pansement sur l'oreille, sur la joue, avec un mouchoir plié en cravate ou en carré long, dont le plein passe sous le menton, tandis que les chefs vont s'attacher sur le sommet de la tête. C'est, au reste, un bandage usuel, dans ces sortes de cas.

Bec de Lièvre. — M. Mayor conseille deux manières de l'appliquer pour soutenir l'action de la suture. 1° *Triangle cervico-labial.* Placer derrière la nuque la base d'un triangle convenable, ramener et fixer, au-devant de la tête et sur un bonnet, le petit angle du linge triangulaire; croiser alors les deux angles sous le nez, soit en les plaçant simplement l'un sur l'autre, soit en les passant l'un dans l'autre, au moyen d'une boutonnière pratiquée à l'un d'eux, arrêter enfin les extrémités des angles au bonnet.

2° Triangle fronto-cervico-labial. Appliquer la base d'un triangle au-devant du front, en diriger et en croiser les deux chefs vers la nuque, les ramener directement en avant pour les croiser encore sur la lèvre comme dans le cas précédent , et les fixer latéralement ou les percer en arrière ; on l'assujettit suffisamment par une épingle ou croisé de la nuque.

Les blessures des lèvres , des joues et de la mâchoire réclament une mentonnière ou une fronde dont nous venons de parler (c'est le *triangle occipito-mentonnier*). « M. Mayor le décrit ainsi : on place la base du triangle sur la partie supérieure du crâne , la pointe tournée en avant ; les longues extrémités de ce triangle sont ramenées et croisées au-dessous et *au-devant du menton, et assujettis vers la région temporale ou mastoïdienne.*

Cou. — *Cravate cervicale.* Les pansements de la nuque et du col sont parfaitement maintenus par une cravate. Pour la rendre plus large, M. Mayor y introduit quelquefois un carton mince , quelques doubles de papier gommé ou même un léger treillis de fil de fer, dans le cas où une suppuration abondante ramollirait trop le papier et le carton.

TRIANGLE OCCIPITO, OU FRONTO, OU PARIÉTO-

THORACIQUE. — Dans les cas de plaies transversales du cou, il est nécessaire d'incliner la tête du côté blessé ; pour cela, le chirurgien de Lausanne se sert d'un triangle dont la base est placée sur le vertex et à la partie de la tête opposée au côté sur lequel on veut la faire fléchir, un peu en arrière, par exemple, s'il s'agit de ramener la tête en avant, à droite s'il convient de la courber sur l'épaule gauche, et *vice versa*. Après avoir ajusté le triangle vers cette partie, on en dirige les extrémités en avant, en arrière ou sur l'un des côtés, et sur un bandage de corps suivant le côté vers lequel on voudra faire pencher la tête.

CHAPITRE V.

—

BANDAGES DU TRONC.

GÉNÉRALITÉS.

Bandages du tronc. — Généralités. — Bandage de corps. — Quadriga. — Croisé des mamelles. — Suspensoir des mamelles. — Oblique du col et des aisselles. — Compressif des deux aisselles. — Inguinal. — Spica des aines. — Pansement des hernies. — T de l'aine, T du bassin. — Fronde de la hanche. — Gaîne de la verge. — Contentif de la verge. — Fronde des bourses. — Suspensoir des bourses. — Bandages du tronc d'après le système de M. Mayor.

Parmi les bandages que l'on applique sur le tronc, soit à la région thoracique, soit à la région abdominale, il en est qui seraient très-peu solides, s'ils n'étaient pas d'ailleurs assujettis par eux-mêmes, ou par quelques pièces de linge accessoires, aux membres supérieurs ou inférieurs. C'est ce qui a engagé M. Thivet a appeler *extrinsèques* les bandages qui sont dans l'ordre de ceux que nous venons de mentionner, et *intrinsèques* ceux qui, sans auxiliaires, s'appliquent uniquement sur le tronc « Les bandages proprement dits, ajoute M. Thivet (c'est-à-dire ceux qui sont faits avec des bandes), doivent être faits avec des bandes ayant tantôt trois travers de doigt de largeur (bandages extrinsèques), tantôt quatre (bandages intrinsèques). Il n'y a pas de règle générale à établir pour les *bandages pleins ou mouchoirs*. Il en est de même pour les bandages à bandes composées ou divisées, et les pleins façonnés. Les bandages de cette région sont généralement plus difficiles à appliquer chez la femme que chez l'homme, à cause des mamelles. »

BANDAGE DE CORPS.

Le plus simple, et peut être le plus usité des bandages de corps, est celui qui se fait avec une serviette ordinaire, dite de table, pliée en trois ou en quatre suivant la largeur nécessaire, et assez longue pour faire plus que le tour du tronc. Le milieu de cette serviette est ordinairement appliqué sur le point où l'on veut exercer, plus immédiatement, la compression. On a soin autant que possible, que les deux extrémités croisées l'une sur l'autre et fixées par des épingles, puissent être serrées sans déranger le malade ; c'est-à-dire que le bandage, autant que faire se peut, est appliqué de manière à ce que les épingles ne blessent pas, et que l'on puisse le défaire et le replacer sans causer de secousses ; l'application de ce précepte est surtout facile lorsque les lésions qui en ont exigé l'emploi sont à la région antérieure ou latérale. Ce bandage sert dans les cas où l'on a besoin de maintenir les pièces de divers pansements, tels que cautères, vésicatoires, etc., et dans les fractures des côtes.

Appliquée seule, la serviette est très-sujette à se déplacer, parce qu'il est impossible de la serrer assez pour l'empêcher de descendre. Aussi doit-on fixer aux deux tiers de son bord supérieur, à la partie correspondante au dos, deux bandes appelées scapulaires, qui, passées sur les épaules et fixées par leur extrémité libre à la partie antérieure du bandage, font l'office de bretelles.

Ainsi disposé, le bandage de corps prend le nom de double T (voyez aux figures le n° 7 ; *a. a.* seraient les deux bouts du bandage fixés l'un sur l'autre autour du tronc ; *r. r*, seraient les deux bandes qui, posées au bord supérieur, feraient l'office de bretelles).

Ce même bandage s'applique encore dans les cas de plaies de l'abdomen, comme contentif d'autres pièces ou topiques, et comme compressif, lorsqu'on a besoin de comprimer les viscères abdominaux, par exemple après l'opération de la paracentèse. Dans cette dernière circonstance et d'autres où le malade garde le lit, on n'a sans doute pas de grandes précautions à prendre pour l'immobilité de l'appareil. Mais lorsqu'on a affaire à des enfants, que le malade peut d'ailleurs marcher, voici ce que l'on fait.

En outre que l'on applique les deux scapulaires dont nous venons de parler, il faut appliquer encore deux autres bandes de même largeur (de trois travers de doigt) au bord inférieur de la serviette, à la région postérieure: les deux bouts pendants sont passés sous les cuisses, sur le pli des aines, et fixés à la partie antérieure du bandage. Ces deux bandes prennent le nom de *sous-cuisses*. Elles remplissent le même but que les scapulaires, l'immobilité du bandage, dans un sens opposé; elles l'empêchent de remonter, tout comme les autres l'empêchent de descendre (*Voyez* aux figures, le mannequin noir; — la lettre F indique un bandage de corps appliqué autour du ventre, mais sans scapulaires ni sous-cuisses.)

QUADRIGA.

Voici comment le décrit M. Velpeau : S'il est nécessaire d'établir une compression plus forte, plus disséminée et plus égale, une contention plus régulière qu'il n'est possible de l'obtenir avec le bandage de corps, on doit recourir au bandage appelé *quadriga;* pour l'exécuter, on laisse pendre derrière la poitrine une demi-aune environ, du chef libre de la bande dont on porte le globe sur l'épaule du côté sain, au-devant de la poitrine, sous l'aisselle du malade derrière le thorax, pour faire des circulaires qui, en passant sur le chef libre de la bande, doivent remonter en s'imbriquant des deux tiers chacun, jusqu'au creux de l'aisselle, à la manière d'un bandage roulé. On entoure ensuite les aisselles d'un huit de chiffre postérieur, pour terminer par quelques circulaires, soit de bas en haut, soit de haut en bas sur la poitrine. C'est alors qu'on relève le chef réservé de la bande sur l'épaule opposée à celle qui l'avait reçue d'abord, à la manière d'une bretelle, pour le fixer en avant sur les circulaires inférieures du bandage. On prévient ainsi l'écartement des tours de bande, et on donne une grande solidité à tout l'appareil. (*Nouv. élém. de méd. op.*, t. 1 , p. 206).

Le quadriga établit une forte compression dans la poitrine. Il est mis en usage pour les fractures des côtes et du sternum ; on lui reproche l'inconvénient de gêner la circulation dans les membres supérieurs.

CROISÉS DE MAMELLES.

Le chirurgien prend une bande longue de 8 mètres (et plus, si la femme est très-forte), large de 8 centimètres. Il fait au-dessous des seins deux circulaires pour assujettir le chef initial autour du tronc ; de la partie moyenne du dos, il conduit le globe sur l'épaule vers laquelle il est tourné d'une manière oblique, descend verticalement sous les deux seins, remonte sur l'épaule opposée en passant par derrière, descend au-devant du thorax sous les seins, fait d'autres circulaires en montant graduellement dans les mamelles, continuant ainsi les circulaires obliques et horizontaux autour du thorax. Il obtient par là des croisés devant et derrière la poitrine. (*Voyez* aux figures, dans le mannequin noir, la lettre D indique ce bandage appliqué à demi; 5 indique les circulaires du croisé au-dessous des mamelles et le commencement des croisés par dessus. L'application n'a pas été complétée à dessein pour qu'il fût plus aisé, en voyant bien le commencement, de comprendre tout le bandage, car il ne s'agit que de continuer jusqu'à ce que les deux seins soient recouverts.

Le croisé maintient parfaitement toutes sortes de pièces à pansements sur les deux seins. Il sert principalement dans l'amputation des deux mamelles, dans les affections cancéreuses, etc.

CROISÉ D'UNE SEULE MAMELLE.

Ce qui différencie celui-ci du précédent, c'est que les jets de bande horizontaux ne portent que sur un sein. Voici comment l'expose M. Thivet :

« Il faut une bande longue de 12 mètres, large de 5 travers de doigt. — *Application.* Commencez par quelques circulaires de la poitrine au-dessous des mamelles, en allant de droite à gauche, si c'est pour recouvrir la gauche; puis arrivé sous cette mamelle, remontez obliquement, en embrassant bien la partie inférieure, vers l'épaule saine; descendez obliquement par derrière, et faites un circulaire horizontal de la poitrine, en passant par-dessus le jet oblique pour le fixer; arrivé sous la mamelle faites un second oblique qui couvre le premier aux deux tiers, arrêtez-le par un second circulaire semblable au premier, puis faites un troisième oblique que vous soutiendrez par un troisième circulaire, et ainsi de suite jusqu'à ce que la mamelle soit entièrement couverte.

« Il faut faire bien attention de diriger les jets obliques de bas en haut, surtout si l'on veut se servir de ce bandage pour soutenir une mamelle pendante. *Ce bandage* peut maintenir des topiques après l'amputation du sein sur une opération pratiquée sur cet organe. M. Récamier, dans le cas d'induration squirrheuse, s'en sert pour faire la compression ; il est alors *croisé compressif*. Il a soin de placer préalablement sur le sein un grand nombre de morceaux d'agaric taillés circulairement et d'une manière décroissante, puis c'est par-dessus qu'il applique le croisé compressif. Il obtient de grands succès de cette méthode. J'avais oublié de dire que les circulaires de la poitrine doivent en montant, peu à peu, se recouvrir aux deux tiers à peu près, absolument comme les obliques. » (*ouv. cit.*, p. 128).

CROISÉ DES DEUX MAMELLES A DEUX GLOBES.

Prenez une bande longue de 10 à 12 mètres suivant l'embonpoint de la femme, large de 8 centim. et roulée à deux globes égaux. Placez le point intermédiaire aux deux globes de la face externe au milieu du dos, portez les deux globes sous les deux seins, et les croisant sur la poitrine, vous les portez sur les épaules ; les croisant encore sur le dos vous arrivez au point d'où vous êtes parti, et continuez par des croisés sur la poitrine et le dos jusqu'à extinction des deux globes que vous fixez en les croisant l'un sur l'autre avec une épingle.

Il sert dans les mêmes circonstances que le croisé à un seul globe. Seulement, nous le croyons plus facile et plus solide.

SUSPENSOIR D'UNE MAMELLE.

Ce genre de contentif du sein se fait avec une pièce de linge carrée, aux quatre angles de laquelle on fixe une bandelette (*voyez* aux figures le sein du N° 12). Le plein a est placé sur la mamelle malade. Les deux bandelettes supérieures (XX) sont portées par dessus les épaules et nouées à la nuque. Les deux bandelettes inférieures (XX) sont portées autour du tronc au-dessous des mamelles, croisées au dos et viennent se nouer devant.

Ce carré sert pour soutenir un plumasseau, un cataplasme ou tout autre topique sur un sein. Il sert principalement aux nourrices, en ce qu'il laisse l'autre sein bien à découvert.

Il est rare que l'on emploie ce genre de bandage pour les deux mamelles en plaçant un carré sur chacune d'elles. Mais il serait assez commode dans les cas où l'on serait obligé de faire un pansement sur les deux seins, et que pour éviter le contact de l'air, on ne voulût les découvrir et les panser qu'alternativement.

OBLIQUE DU COU ET DES AISSELLES.

Sous ce nom, M. Gerdy décrit deux modes de bandages qui serviraient à maintenir un pansement, soit sous une aisselle, soit sous les deux à la fois. Ils se pratiquent avec une bande dont les tours seraient portés obliquement de l'aisselle malade sur l'épaule opposée en passant sur le sternum et les vertèbres dorsales. Ainsi qu'il est aisé de le comprendre, les jets de la bande seraient posés en bandoulière. Si l'on avait besoin d'agir sur les deux aisselles, on devrait se conduire sur la deuxième comme sur une seule ; nous n'insistons pas sur ce mode de bandage, attendu qu'il est peu solide et peu usité. — Ainsi que nous le verrons plus bas, le mouchoir de M. Mayor est plus simple, et remplit le même but.

COMPRESSIF DES DEUX AISSELLES.

Prenez une bande longue de dix mètres, large de huit centimètres, roulée à deux globes égaux. Appliquez la face externe du point intermédiaire aux deux globes sur la nuque ; conduisez les deux globes à la région inférieure du cou, où, les entrecroisant et les changeant de main, les conduisez sous les aisselles ; puis, vous remontez à la nuque où vous les croisez encore pour les reporter à la base du cou ; vous les portez derechef sous les aisselles, derrière le dos, ainsi de suite jusqu'à extinction de la bande. Les deux bouts sont fixés l'un sur l'autre avec une épingle.

Cette manière de faire un compressif des deux aisselles nous semble plus facile, et les tours de bande sont moins susceptibles de se déplacer.

INGUINAL.

Une compresse triangulaire dont l'angle obtus est formé d'une manière oblongue, portant une lie à chaque angle, est appliquée sur l'aine dans le sens horizontal ; c'est-à-dire, pour que la pièce de linge puisse bien s'adapter, ses deux angles latéraux sont placés en haut, un peu au-dessus de l'épine iliaque, et les deux lies, faisant le tour de l'abdomen, soit nouées au côté opposé. La troisième, conduite à la base du scrotum du côté malade, vient par dessus la fesse être nouée aux liés qui entourent le tronc. (Voyez l'aine droite du mannequin noir, la lettre G indique l'angle obtus de la compresse triangulaire).

Ce genre simple de bandage sert à maintenir des plumasseaux, cataplasmes et autres modes de pansements dans les cas de bubons ou autres affections qui retiennent le malade au lit ; car, si ce dernier est sujet à marcher, il devient insuffisant. Il présente seulement la commodité de renouveler les pansements de l'aine sans déranger le malade.

SPICA DE L'AINE.

Ce bandage, en huit de chiffre, s'applique sur une ou sur les deux aines. Dans le premier cas il est dit *spica simple ;* dans le second, *spica double.*

Le spica simple se fait avec une bande longue de dix mètres, large de huit centimètres, roulée à un globe. Appliquez le chef initial au-dessus du pubis, et faites deux circulaires au-dessus des hanches, puis, conduisant le globe derrière la fesse du côté malade, passez sur l'aine malade, au-dessus de la hanche, autour du tronc, et, arrivé au niveau du pubis, vous descendez sur l'aine malade, par derrière la fesse, au-dessus de la hanche; faites une circulaire, passez derechef au-devant de l'aine, et continuez ainsi jusqu'à extinction de la bande, dont vous fixez le chef final avec une épingle.

Pour plus de solidité, vous aurez soin de placer des épingles sur les croisés de la bande, correspondant au pli de l'aine.

SPICA DES DEUX AINES.

Avec une bande roulée à un globe, longue de dix à douze mètres selon l'épaisseur du sujet, large de huit centimètres, vous faites deux circulaires autour du tronc comme dans le spica simple. Cela fait, arrivé au-dessus de la hanche droite, vous descendez obliquement sur l'aine du même côté, contournez la cuisse droite, passez sur l'abdomen, sur la hanche gauche, contournez la cuisse gauche, passez sur l'aine du même côté, d'arrière en avant, repassez sur l'abdomen, joignez la hanche droite, conduisez le globe par derrière la fesse, passez sur l'aine droite, sur l'abdomen, sur la hanche gauche, ainsi de suite jusqu'à l'épuisement de la bande, en finissant par une circulaire. Placez également des épingles sur les croisés des aines.

Le spica sert dans les mêmes cas que l'inguinal, mais il doit être préféré lorsqu'on a besoin d'exercer une certaine compression. On l'applique, soit après l'opération du taxis, soit encore après l'opération de la hernie. Il sert encore pour exercer une compression sur les glandes inguinales.

M. Thivet lui reproche l'inconvénient d'exercer la compression de haut en bas sur l'aine au-devant de laquelle la bande est appliquée en descendant parallèlement au pli de cette aine. Afin d'obvier à cet inconvénient, il propose de répéter l'application du spica simple sur l'aine gauche après l'avoir placé sur l'aine droite, si besoin est d'agir sur les deux ; ou mieux encore d'appliquer le spica double avec une bande roulée à deux globes.

PANSEMENTS DES HERNIES.

Le spica est rarement la seule pièce qui compose le bandage des aines. Que l'on ait affaire à un bubon ou tout autre affection, il y a toujours d'autres applications qui précèdent celle du spica. Dans les cas de bubon, c'est tantôt des cataplasmes, tantôt des plumasseaux de charpie recouverts de différents médicaments, tantôt des emplâtres fondants, etc., etc., mais la circonstance pour laquelle nous devons principalement n'omettre aucun détail, c'est le pansement qui suit l'opération de la hernie. Aussitôt que l'intestin est réduit, si l'on panse la plaie comme celles qui doivent suppurer, on la couvre d'une compresse fenêtrée (Voyez aux figures le n° 15) enduite de cérat, et par-dessus de la charpie brute ; des compresses longuettes placées un peu obliquement les unes par rapport aux autres : le tout est maintenu par un *spica*).

Si l'on suit la méthode de certains chirurgiens, comme M. Gensoul de Lyon, qui consiste à réunir les bords par première intention, et à faire des points de suture, la compresse fenêtrée est inutile. On applique, dans le sens de la plaie, un plumasseau de charpie enduit de cérat, autour duquel on place de la charpie pour faire coussin, puis des compresses longuettes, et le spica comme dans le cas précédent.

T DE L'AINE.

Le T de l'aine est souvent confondu avec *l'inguinal* par l'identité qui existe dans l'application, et la forme des pièces de linge. Cependant ces deux bandages ne sont pas en tout pareils. Le T se compose d'une bande large de huit centimètres, qui s'applique autour du tronc, et d'une compresse triangulaire. Les deux angles de ce linge, sont cousus à la bande, et l'angle libre est garni d'une lie qui, passant sous le pli de la fesse, est fixée par derrière à la bande circulaire. Le plan de la pièce triangulaire couvre le milieu de l'aine comme l'inguinal : il sert dans les mêmes circonstances.

T SIMPLE DU BASSIN.

Le T simple du bassin se compose d'une bande transversale et d'une bande verticale ordinairement plus large. (Voy. aux figures le n° 6, *a*, *a*, les deux bouts D de la bande transversale qui sont fixés l'un sur l'autre au-dessus des hanches, R le bout de la pièce verticale qui, conduite sur l'anus et le périnée, passe à droite ou à gauche des testicules chez l'homme, et sur la vulve chez la femme).

Le T simple sert à maintenir un cataplasme ou autres topiques à l'anus, au périnée, et à la vulve chez les femmes. Celles-ci l'emploient pendant l'écoulement de leurs menstrues. — Nous omettions de dire que l'extrémité de la bande verticale, indiquée par la lettre R, est fixée par une épingle à la partie antérieure de la bande qui ceint le bassin.

T DOUBLE DU BASSIN.

Il ne diffère du T simple qu'en ce que la bande circulaire porte deux bandes verticales au lieu d'une seule. Fixées à quelques centimètres de distance l'une de l'autre par des points de suture, ces deux bandes verticales sont croisées sur l'anus; puis se divisant, les deux extrémités passent sur les aines et sont fixées au devant de la bande circulaire.

Comme le précédent, il sert à maintenir toute sorte d'appareil à l'anus, au périnée, à la vulve, et en outre à la partie interne des cuisses. Il est plus solide en ce qu'il est moins susceptible de dévier, étant également fixé latéralement, antérieurement et postérieurement.

On se sert des bandages en T pour maintenir des mèches ou autres appareils à l'anus, et des tampons à la vulve dans les cas de métrorrhagies.

FRONDE DE LA HANCHE.

Une pièce de linge plus longue que large, assez grande pour couvrir la hanche ou la région supérieure de la cuisse, est fendue, à ses deux extrémités, de manière à présenter quatre chefs comme pour la fronde du menton (Voyez aux figures le n° 11); le plein de la fronde est appliqué sur les pièces de pansement qui recouvrent la plaie. Les deux chefs supérieurs de la fronde sont noués au-dessus des hanches sur le côté opposé à la plaie, et les deux chefs inférieurs, au niveau du pubis, en ligne directe avec le rond supérieur.

GAINE DE LA VERGE.

Ainsi que l'indique son nom, la gaine se fait avec un morceau de linge coupé et cousu en forme de fourreau. A l'extrémité qui demeure ouverte, on coud deux liens qui vont se nouer à la région lombaire. A l'autre extrémité, on pratique une petite ouverture correspondant au canal de l'urèthre, pour l'écoulement des urines, au moyen d'une sonde, lorsque toutefois le pansement ne porte pas sur l'ouverture même de l'urèthre; mais, quand celui-ci est fermé par le plumasseau de charpie ou autres topiques, il faut enlever l'appareil.

La gaîne sert principalement dans les cas où l'on a besoin de maintenir un plumasseau ou cataplasme sur la verge, soit à l'entour du gland, soit dans le reste du membre. — Quelquefois on remplace ce bandage par une croix de Malte, dont le plein, où l'on peut aussi pratiquer une petite ouverture, est appliqué au devant du gland, et les quatre extrémités sont fixées autour de la verge par des circulaires de bandelette.

CONTENTIF DE LA VERGE.

Dans les cas où l'on veut fixer une sonde dans le canal de l'urèthre, il faut une croix de Malte ouverte à son milieu, dont les quatre bouts sont entre-croisés à la racine de la verge, et un lien qui est ordinairement de coton en plusieurs doubles, afin de ne pas scier les téguments de la verge, de la longueur de deux mètres. Une fois que la sonde est introduite dans le canal, et que la croix de Malte (dont l'ou-

verture laisse passer la sonde) est placée à l'entour de la verge, vous faites, avec le milieu du
lien de coton, un nœud autour de la sonde, au
ras du gland : il reste alors deux bouts de lien,
chacun d'un mètre. En tenant un dans chaque main, vous les portez à la racine de la
verge, où vous faites un nœud en forme d'anse
sur la face antérieure, et entourant la verge,
vous faites sur la face postérieure un second
nœud pareil au premier, puis revenant sur la
sonde, vous faites un nœud, vous revenez de
bas en haut à la racine de la verge, où vous
faites une troisième anse sur la partie latérale
droite ; vous l'entourez encore, vous revenez
sur la sonde où vous faites un dernier nœud,
et montant derechef à la racine de la verge,
vous pratiquez une quatrième anse à la partie
latérale gauche, et terminez votre lien par deux
circulaires que vous fixez par une rosette.

Il est inutile de dire que les tours circulaires
que l'on pratique à la racine de la verge re-
posent sur les quatre bouts entrecroisés de la
pièce de linge coupée en croix de Malte, et non
sur les téguments.

FRONDE DES BOURSES.

Celle-ci, comme toutes les frondes, se fait avec une compresse longuette partagée en deux à chacune de ses extrémités. (*Voyez aux figures le n° 11.*) Avant de l'appliquer, on place une bande autour du bassin, en forme de ceinture, au niveau du grand trochanter. Le plein de la fronde (n° 11. *a.*) est placé sous le scrotum. Les deux chefs internes sont fixés à la ceinture, au niveau des aines, avec une épingle; les deux autres, qui sont restés pendants sur la face interne des cuisses, sont relevés et croisés sur les testicules de manière que celui du côté droit est fixé à la ceinture vers l'aine gauche, et celui du côté gauche, vers l'aine droite.

Ce bandage sert pour maintenir les cataplasmes, ou autres appareils sur les testicules lorsque le malade tient le lit ou reste assis. Pour changer le pansement, on n'a besoin que de laisser tomber les deux derniers chefs.

SUSPENSOIR DES BOURSES.

Le suspensoir se forme de quatre pièces différentes cousues les unes aux autres : 1° d'une bande large de 6 centimètres, assez longue pour faire amplement le tour du tronc, A l'un des bouts de cette bande transversale (*Voyez aux figures le n° 8. a.*), est une boucle; l'extrémité opposée (*b.*) est fixée par cette boucle; 2° d'un petit sac en forme de talon de bas (*d.*) que remplissent les testicules. A sa base sont deux liens dont les bouts (*f. f.*) portent chacun une boutonnière qui est fixée à deux boutons placés sur les parties latérales de la ceinture (*e. e.*).

Pour l'appliquer, le malade a soin de faire passer la verge par l'ouverture pratiquée entre le milieu de la ceinture et le sac (*c.*), puis il boucle les deux extrémités de la ceinture et fixe aux boutons les deux extrémités des liens qui pendent à la base du sac.

Le suspensoir soutient on ne peut mieux les testicules. Il est d'un grand secours chez les

individus qui , affectés de quelques infirmités,
comme l'hydrocèle commençant , etc. , peuvent cependant vaquer à quelques occupations,
et ceux qui , atteints de gonorrhée, ne doivent
pas abandonner les testicules à leur propre
poids.

BANDAGES DU TRONC

D'APRÈS LE SYSTÈME DE M. MAYOR.

POITRINE.

CRAVATE BIS-AXILLAIRE. — Elle est destinée à
maintenir un cataplasme ou tout autre pansement dans le creux de l'aisselle. Pour l'exécuter, appliquez vers cette partie le plein d'une
cravate, ramenez et croisez ces chefs sur l'épaule du même côté, et conduisez-les ensuite,
l'un par devant et l'autre par derrière la poitrine, jusque sous l'aisselle opposée, où vous
les attacherez; si le mouchoir était trop court,
il suffirait d'y attacher un ruban pour compléter le lien axillaire.

CRAVATE DORSO-BIS-AXILLAIRE. — Un huit de

chiffre se fait de deux manières : 1° placez le plein d'une cravate derrière le dos, passez ses extrémités sur leur épaule et sous leur aisselle respectives, de manière à venir les fixer au milieu de la cravate ; 2° si le mouchoir est trop petit, au lieu d'une grande cravate, on en prend deux petites, on attache leurs extrémités respectives entre elles, on passe les bras dans les anneaux qu'elles forment, on les conduit jusqu'aux aisselles, et on réunit ces deux *anneaux axillo-scapulaires* d'une manière quelconque.

BANDAGE DE CORPS. — Un linge plié en cravate, en triangle ou en carré long, vous suffira encore le plus souvent.

LE SCAPULAIRE (*cravate cervico-thoracique*). Pour soutenir le bandage de corps, on fait un scapulaire avec une cravate dont le milieu est appliqué derrière la nuque, et dont les bouts sont ramenés sur les épaules et fixés au devant de la poitrine (Triangle cervico-dorso-sternal). Si le mouchoir est plié en fichu au lieu d'être plié en cravate, et la pointe postérieure fixée en arrière au bandage de corps, tandis que les antérieures sont fixées en avant, le bandage de corps sera mieux maintenu.

TRIANGLE BONNET DU SEIN. — Pour soutenir un pansement sur la mamelle, prenez un triangle, placez-en la base sur le sein, dirigez une des extrémités sous l'aisselle correspondante, l'autre sur l'épaule opposée, nouez-les derrière le dos, relevez l'angle opposé à la base et allez le fixer vers le nœud des deux extrémités.

BASSIN ET ABDOMEN.

TRIANGLE SOUS-CUISSE. — Pour panser une affection à la région lombaire ou hypogastrique et inguinale, placez un triangle autour du bassin, le grand côté en haut ; nouez ses deux extrémités en avant ou en arrière, et ramenez l'angle inférieur, comme un *sous-cuisse*, vers la partie antérieure ou postérieure du tronc où vous le fixez.

CRAVATE INTER-CUISSE. — On peut former un

bandage en T pour l'aine, l'anus ou les parties sexuelles de l'un et de l'autre sexe, en fixant à la partie postérieure d'une ceinture quelconque le bout d'un linge plié en cravate ou en carré long, dont on ramène l'autre extrémité entre les cuisses, pour l'arrêter par-devant à cette même ceinture, soit par un nœud ou par des épingles.

CRAVATE CRURO-PELVIENNE. — Veut-on faire le spica de l'aine, on prend une cravate dont on place le plein dans le pli de la fesse derrière la cuisse, on ramène ses deux extrémités en avant, on les croise dans l'aine, et on les conduit derrière le bassin pour les attacher derrière.

CRAVATES SACRO-BICRURALES (*double spica de l'aine*). — Unissez deux cravates par une de leurs extrémités, placez le point d'union derrière le sacrum ; le plein ou la partie large de chacun de ces linges se trouvera correspondre alors précisément vers les deux aines, et les couvrira bien ; contournez la cuisse et venez-en fixer l'extrémité au jet oblique qui vient de passer sur l'aine.

SUSPENSOIR. — Pour faire un suspensoir très-utile pour soutenir un cataplasme sur les parties génitales, vous n'avez besoin que d'un triangle qu'on appellera, 1° *triangle scroto-dorsal*, lorsque le milieu de la base du triangle étant placé sous le scrotum, on en conduira les deux extrémités sur les hanches et au bas du dos, où on les fixera, et lorsqu'on fera ensuite remonter vers la verge la pointe du triangle qui emboîtera et soutiendra assez bien les bourses ; 2° *triangle scroto-pelvien*, si établissant préalablement une ceinture avec une cravate et un ruban, et plaçant la base du triangle comme dans le cas précédent, on conduit ses chefs sur les aines pour les y fixer à la ceinture ainsi que la pointe du mouchoir ; en fixant à la partie moyenne de la base de ce triangle deux petites attaches, vous aurez des sous-cuisses, et le suspensoir ne laissera rien à désirer.

TRIANGLE COXO-PELVIEN. — On fixe très-bien un pansement sur la fesse ou sur la hanche avec un triangle ; placez-en la base au dessous du grand trochanter ; croisez et assujettissez-en les deux chefs autour de la cuisse, tirez la pointe en haut et fixez-la à une ceinture préalablement placée au-dessus des hanches.

CRAVATE SACRO - BICRURALE. — Le plein est placé sur le sacrum, les extrémités sont conduites vers leurs crêtes iliaques respectives, au pli de l'aine contournent la cuisse, et sont ramenées et fixées au corps de la cravate au niveau de l'aine. Si on appliquait cette cravate circulairement en forme de ceinture, elle pourrait servir pour fixer dans les fractures du fémur l'extrémité supérieure des moyens contentifs.

ECHARPE (*Triangle cervico-brachial*). Pour l'exécuter de manière que la nuque ne soit pas étranglée par une corde mince et tranchante, on place le milieu d'une cravate à la nuque, on ramène et on noue ses bouts vers le haut de la poitrine, et c'est en cet endroit qu'on assujettit les deux extrémités du triangle destiné à soutenir le coude, l'avant-bras ou la main.

CHAPITRE VI.

—

BANDAGES DES MEMBRES SUPÉRIEURS.

Fronde de l'épaule. — Etoilé. — Capeline du moignon. — Croisés de l'épaule. — Spica de l'épaule. — Bandages pour la fracture de la clavicule. — Bandages pour les fractures de l'omoplate. — Bandage de l'aisselle. — Bandage roulé du membre supérieur. — Fronde du pli du bras. — Fronde du coude. — Bandage pour la luxation du bras. — Bandage pour les fractures du bras. — Echarpes. — Bandages pour les fractures de l'avant-bras. — Bandages pour la luxation de l'avant-bras. — T de la main. — Fronde de la main. — Gantelet. — Gaîne des doigts. — Spica du pouce. — Palette. — Bandages pour les luxations du poignet. — Luxations du pouce. — Des os métacarpiens et des os métacarpo-phalangiens. — Bandages pour les membres, d'après M. Mayor.

FRONDE DE L'ÉPAULE.

Le plein de la fronde (*Voyez aux figures le n. 1. a.*) est appliqué sur le moignon de l'épaule. Les deux chefs supérieurs passant devant et derrière la poitrine sont noués sous l'aisselle opposée, et les deux autres entourant le bras du côté malade sont également fixés par une rosette.

ÉTOILÉ.

Anciennement usité, il forme un huit de chiffre autour des épaules, les tours de bande se croisent devant le sternum. Il se fait avec une bande roulée à deux globes, en commençant par deux circulaires autour de la base de la poitrine, et portant les deux globes par-dessus les épaules, on les croise à la partie supérieure du sternum, passant sous les aisselles, on revient sur le dos, on fait une autre circulaire, pour revenir sur les épaules faire de nouveaux croisés devant la poitrine, passer sous les aisselles et continuer ainsi jusqu'à fin de bande ; on termine par une circulaire.

On se servait de ce bandage pour les fractures du sternum, de la clavicule, du scapulum, et la luxation de l'humérus.

CAPELINE DU MOIGNON

APRÈS LA DÉSARTICULATION DE L'ÉPAULE.

Les lèvres de la plaie réunies, les plumas

scaux de charpie et les bandelettes de sparadrap étant d'abord appliquées, les compresses
longuettes recouvrant le tout, on les maintient
avec une bande roulée à deux globes inégaux.
Le point intermédiaire aux deux globes est appliqué sur les compresses, le globe le plus volumineux regardant la poitrine, le plus petit
regardant le dos. Le plus volumineux est conduit sous l'aisselle opposée, en passant sur les
premières vertèbres dorsales, passe devant la
poitrine, recouvre les compresses longuettes,
et vient joindre le petit globe ; ce dernier subit un demi-renversé pour couvrir le jet que
vient de faire le grand globe et demeure
devant la poitrine tant que le premier globe,
passant derechef sur la première circulaire,
passe sous l'aisselle opposée, revient par-devant le sternum à l'épaule malade ; le premier
globe couvre encore ce jet par-dessus la plaie,
revient au point où il était, et ainsi de suite
jusqu'à extinction du grand globe. En deux
mots, le grand globe sert à faire les circulaires autour de la poitrine, en passant toujours sur l'appareil ; et le petit globe, contrai-

rement à ce qui se pratique dans la capeline de la tête, maintient, par des renversés et des croisés, les jets du grand globe. Il y a cette différence avec la capeline dans les amputations du corps d'un membre, qu'il faut fixer le point d'appui sur une autre partie du corps.

CROISÉ SUPÉRIEUR.

Le chirurgien prend une bande longue de 8 mètres, large de 6 centimètres, roulée à un globe. Il fait deux circulaires à la partie supérieure du bras du côté malade, et, passant sur l'épaule et sous l'aisselle, il descend au-devant du sternum vers le tiers supérieur, passe dans l'aisselle du côté sain, repasse sur le dos, au-dessus de l'épaule malade, où il forme ainsi le croisé, passe derechef au-devant de l'épaule sous l'aisselle malade, et, continuant ainsi, il termine la bande dont il fixe l'extrémité avec une épingle. Le croisé maintient tout appareil sous l'aisselle et la partie inférieure du cou.

CROISÉ ANTÉRIEUR ET POSTÉRIEUR.

Le croisé est dit *antérieur* ou *postérieur*, selon que les tours de bande se croisent sur le sternum ou entre les épaules. Pour les deux, il faut une bande longue de 8 mètres, et large de 8 centimètres. Avant leur application, on remplit le creux des aisselles avec de la charpie, afin que les bords de la bande ne compriment pas le pourtour des aisselles. — Le *croisé antérieur* sert à ramener les épaules en avant, et le *postérieur* en arrière. Dans l'application des deux, les règles sont absolument les mêmes, sauf que les tours de bande, dirigées d'arrière en avant dans le premier, et d'avant en arrière dans le second, on suit, mais dans un sens contraire, les mêmes procédés. Ainsi pour le *croisé antérieur*, on fait d'abord deux circulaires à la partie supérieure du bras, gauche ou droit n'importe, on conduit le globe devant la poitrine, on passe sous l'aisselle et sur l'épaule opposées, on revient sur la poitrine, et on se conduit pour l'autre épaule comme il vient d'être fait, et l'on continue ainsi allant d'une épaule à l'autre, les croisés étant toujours faits sur la poitrine sans passer sur le dos.

Pour le *croisé postérieur*, au contraire, une fois que le chef initial de la bande est fixé par deux circulaires à la partie supérieure du bras, au lieu de joindre l'épaule opposée en passant devant la poitrine, on passe par derrière, on entoure la seconde épaule, on revient sur l'autre en faisant des croisés entre les deux, sans jamais passer au-devant de la poitrine.

Ce bandage forme un huit de chiffre parfait dont l'entrecroisement repose sur le sternum ou entre les deux épaules.

SPICA DE L'ÉPAULE.

Ce bandage connu sous le nom d'*Épi*, dit M. Velpeau, est une sorte de huit de chiffre à cercles inégaux. On roule à un globe une bande longue de 8 mètres et large de 6 et 8 centimètres ; on met de la charpie pour remplir le creux de l'aisselle, on assujettit par deux circulaires le chef initial de la bande à la partie supérieure du bras gauche (nous supposons que c'est l'épaule gauche qui est malade); conduisant le globe par derrière sur l'épaule malade, puis sous l'aisselle opposée par devant la poitrine, on remonte sur l'épaule malade, fait un doloire, repasse devant la poitrine, sous l'aisselle saine derrière le thorax, sur l'épaule malade, fait un doloire et continue ainsi jusqu'à la fin de la bande; chaque tour recouvre celui qui le précède dans les deux tiers de son étendue.

Le Spica est *ascendant* lorsque les doloires vont de l'épaule vers le cou, et *descendant* lorsqu'elles vont en sens opposé. Il est facile à se déranger; pour le rendre plus solide, il est bon de suivre l'avis de M. Thivet qui conseille de coller les bords des doloires avec de l'empois. Il sert pour maintenir les pièces d'un pansement sur le moignon d'une épaule, et sous l'aisselle opposée, si besoin est.

BANDAGES POUR LA FRACTURE DE LA CLAVICULE.

Dans son Traité de pathologie chirurgicale (t. 1. p. 101) M. Vidal de Cassis, résume dans les termes suivants les moyens employés pour la fracture de la clavicule : « La thérapeutique de la fracture de la clavicule avait été mal comprise par les anciens. Hippocrate avait cru qu'il suffisait que l'épaule fût portée en dehors et en arrière. Paul d'Égine ajouta à cette position une forte pelote de laine, qu'il plaça sous l'aisselle. Guy de Chauliac cherche à remplir la même indication au moyen du bandage en huit de chiffre, qui fut généralement adopté, et auquel quelques praticiens apportèrent des modifications qui ne le rendirent guère plus efficace. Ainsi, J. L. Petit plaçait sous la partie postérieure du bandage une bande transversale qu'il nouait par-dessus pour en rapprocher les deux anneaux du huit de chiffre. Brunninghaussen, Eversbler, A Cooper, ont substitué au huit de chiffre un appareil composé d'un coussin carré, aux

anglès duquel se fixent des courroies rem-
bourrées, qui font le tour des épaules et les
entraînent en arrière. La croix de fer de
Heister et le corset de Brasdor agissent de la
même manière. Tous ces appareils peuvent cor-
riger en partie le chevauchement, mais ils ne
remédient pas au déplacement suivant l'épaisseur et suivant la direction. Galien et B. Bell
avaient reconnu la nécessité d'élever le fragment externe à la hauteur de l'interne; mais
Desault le premier a bien saisi toutes les
indications. Ce chirurgien se servait d'un coussin conique de trois pouces d'épaisseur à sa
base, et d'une hauteur de 5 à 6 pouces. La
base de ce coussin étant tournée en haut, on
le place entre le bras et la poitrine, et on
l'assujettit à l'aide de quelques tours de bande.
Le coude est ensuite porté en avant, en haut
et en dedans, et fixé dans cette position par
un second bandage circulaire. Sur chaque côté
de la clavicule fracturée, on applique des
compresses mouillées et sur la fracture
elle-même, une attelle de coton; puis on les
maintient par une bande qui, passant sous

l'épaule du côté sain, est ramenée sur la poitrine, sur l'épaule malade et sur la partie postérieure du bras jusqu'au coude : de là, on la dirige de nouveau vers l'aisselle du côté sain, sur le dos, sur l'épaule malade, et à la partie antérieure du bras jusqu'au coude ; puis on la ramène sur le dos, sous l'aisselle du côté sain ; et lorsque ces tours ont été reproduits plusieurs fois, on termine par quelques tours de circulaires qui embrassent le tronc ; l'avant-bras est soutenu par une nouvelle bande. La compression que ce bandage exerce sur la poitrine le rend très-gênant ; il est du reste très-sujet à se relâcher. Boyer l'a modifié au moyen d'une ceinture à écharpe. Delpech a proposé une ceinture à baleines qui entouré le tronc depuis les aisselles jusqu'aux hanches, et à laquelle s'adapte un coussin cunéiforme dont la grosse extrémité correspond au creux de l'aisselle du côté malade, et une fronde formant un godet capable de recevoir le coude, et les quatre chefs en sont fixés à l'épaule saine au moyen de boucles. Tout le membre est d'ailleurs entouré d'un bandage roulé que l'on serre médiocrement; le bras est rapproché du tronc et un peu dirigé en avant. (*Annales cliniques*, etc. Montpellier, février 1814).

M. Ricord a proposé un sac imperméable rempli d'air pour remplacer le coussin.

Ch. Bell, Caron, MM. Cruveilhier, Richter, Renaud ont encore proposé un grand nombre de modifications.

Les seuls appareils efficaces sont ceux qui sont construits d'après les principes de Desault; mais ceux qui sont faits avec des bandes se relâchent promptement; il faut les surveiller avec soin. « Si l'on vise à une bonne conformation, dit encore M. Vidal, si la poitrine du sujet peut le permettre, il faut employer un coussin très-large et très-épais, des bandes longues et fortes, et les serrer souvent. Si elles sont remplacées par le cuir, l'appareil se dérange moins; mais je sais par expérience que celui de Delpech fait naître au coude et dans l'aisselle des excoriations qui le rendent insupportable à la plupart des malades... M. Velpeau, après avoir essayé la plupart des appareils, a fini par porter la main du côté malade sur l'épaule saine où elle est fixée ; l'avant-bras croise obliquement la poitrine ; le coude est porté en haut, en avant et en dedans ; le moignon de l'épaule en haut, en dehors et un peu en arrière. J'ai cru m'apercevoir que cette position était très-gênante pour le malade. » (Fabre , *ouvr. cit.* p. 541).

BANDAGES POUR LA LUXATION DE LA CLAVICULE.

Pour maintenir réduite une luxation de la clavicule, on emploie des bandages différents suivant l'extrémité qui est luxée.

Pour l'extrémité sternale, le bandage employé pour la fracture du corps de l'os convient parfaitement... Chez un malade observé par M. Melier, on se servit avec succès d'un corset muni d'un appareil mécanique analogue à un compresseur ; la pelote reposait sur l'extrémité sternale de la clavicule : la guérison fut complète au bout de trois mois.

Pour l'extrémité scapulaire, on peut employer le bandage de Desault. Boyer se servait d'une fronde en cuir à quatre chefs, dont deux sont arrêtés sur l'épaule malade et deux autres sur l'épaule saine, tandis que le plein embrasse le coude du côté malade ; et avec un bandage de corps on rapproche le bras du tronc, et on porte l'épaule en dehors. Chez un malade qui offrait une luxation double de la clavicule, Richerand appliqua des compresses graduées, et puis le bandage de Desault. Il obtint un plein succès pour la luxation de l'articulation scapulo-humérale ; mais il échoua pour celle de l'articulation sterno-claviculaire.

BANDAGES POUR LES FRACTURES DE L'OMOPLATE.

Suivant que l'omoplate est fracturée dans son corps ou dans ses appendices, l'application et le mode de bandage varient :

1° *Pour les fractures du corps de l'omoplate.* Lorsqu'elle est longitudinale, il suffit de fixer le bras contre le tronc avec un bandage de corps ; lorsqu'elle est horizontale, en outre du coussin triangulaire, ou mieux d'une compresse pliée en plusieurs doubles qu'on met dans le creux de l'aisselle, on se conduit comme dans le cas précédent en portant le coude un peu en avant, mais avec beaucoup de réserve, parce que cette position fatigue le malade;

2° *Pour les fractures de l'angle inférieur de l'omoplate*, on a proposé de porter la main du côté malade sur l'épaule opposée, et de tenir le coude un peu écarté du corps, à l'aide d'un coussin plus large en bas qu'en haut. Mais grand nombre de chirurgiens, à cause de la gêne que donne cette position et du peu d'importance qu'elle a, appliquent tout simplement le bras contre le tronc, avec quelques tours de bande ou un bandage de corps.

3° *Dans les fractures de l'acromion*, on doit fixer le bras contre le tronc à angle droit, et maintenir le moignon de l'épaule relevé : pour remplir la première indication, on applique d'abord une compresse longuette pliée en deux ou trois doubles le long de la région interne du bras, et l'on fait deux ou trois circulaires autour du bras et du tronc. Pour remplir la seconde indication, on continue les circulaires au-dessous du coude et de l'épaule opposée d'une manière oblique et on termine comme l'on a commencé, c'est-à-dire par une circulaire autour de l'humérus et du tronc contre lequel il est appliqué.

4° *Dans les fractures de l'apophyse coracoïde*, l'indication principale à remplir est de porter l'épaule en bas et en avant. Pour cela, on fixe le plein d'un bandage de corps sur le coude plié en angle obtus, de sorte que la main du côté malade atteigne à l'épaule du côté opposé, et l'on assujettit les deux extrémités du bandage entrecroisées, sur le côté opposé du tronc.

5° *Dans les fractures de l'épine de l'omoplate*, la réduction une fois faite, on maintient les rapports des fragments, ainsi que le conseille M. Vidal de Cassis, avec des compresses graduées et des attelles de carton fixées au-dessus et au-dessous de cette saillie osseuse, avec un bandage en huit de chiffre dont les anneaux embrassent les deux épaules, et les jets se croisent derrière l'omoplate.

6° *Dans les fractures du col de l'omoplate*, le fragment osseux une fois dégagé du creux axillaire, on place sous l'aisselle le coussin triangulaire dont nous avons déjà parlé, et à l'aide d'un bandage tel que nous venons de le décrire pour la fracture de la clavicule, on relève fortement la tête de l'humérus en même temps qu'on fixe le bras sur le côté du thorax avec un bandage de corps. Astley Cooper conseille de le laisser dix à douze semaines.

BANDAGES DE GALIEN APPLIQUÉ A L'AISSELLE.

La fronde à six chefs de Galien dont il a été question pour les bandages de la tête, peut être aussi d'une grande utilité pour maintenir un cataplasme ou autre pansement dans le creux de l'aisselle. M. Thivet dit que, dans ces cas, ce bandage est un des meilleurs contentifs pour contenir doucement et d'une manière durable..... Pour l'appliquer on place le plein de la fronde sous l'aisselle, les deux chefs supérieurs sont noués à l'entour du bras, les deux moyens sur l'épaule du côté opposé et les deux inférieurs autour de la poitrine.

BANDAGE ROULÉ DU MEMBRE SUPÉRIEUR.

Une bande longue de 10 à 12 mètres, large de 6 centimètres et roulée à un globe, de la charpie ou du coton en rame, composent toutes les pièces nécessaires du bandage roulé, de la main, de l'avant-bras et du bras; en tant qu'il n'est employé que pour exercer une compression sur tout le membre, sans accessoires d'appareils analogues à des affections dont nous parlerons plus bas.

Le chirurgien tenant le globe de la bande entre le pouce et les trois premiers doigs de la main droite, fait avec le chef initial deux circulaires au poignet, descend de la racine du pouce sur la paume de la main (garnie de charpie) jusqu'à l'extrémité des doigts, d'où il remonte vers le poignet, sans jamais comprendre le pouce sous les circulaires. Il monte ainsi par des doloires qui se recouvrent dans les deux tiers de leur largeur, jusqu'au-dessous de l'aisselle, où le chef final est fixé avec une épingle; mais bien que l'on ait la précaution de remplir les diverses inégalités qui se trouvent dans l'étendue du membre avec du coton ou de la charpie, afin d'agir sur une surface aussi plane que possible, et d'établir une compression égale partout, il est encore d'autres règles à observer pour l'application méthodique de ce bandage, qui est peut-être plus difficile qu'il ne le paraît tout d'abord. Voici comment M. Thivet expose la manière de le placer; d'ailleurs, les principes indiqués pour le membre supérieur étant les mêmes pour les membres supérieurs, ils seront connus une fois pour toutes. « Mais à mesure que l'on monte, le membre devient plus volumineux, et le bord supérieur de la bande s'épuise plus que l'inférieur; c'est-à-dire que tandis que le plein touche par son bord supérieur, l'inférieur reste éloigné du membre et forme une bourse que l'on appelle *godet*. Pour éviter cela il faut renverser la bande de maniè que le bord supérieur devienne inférieur, et l'inférieur supérieur ; le premier s'épuisera alors moins vite, et l'inférieur plus vite ; de la sorte le plein touchera parfaitement le membre par ses deux bords. Supposons qu'on applique le bandage sur le membre supérieur droit : pour bien faire ces renversés, arrêtez le globe au côté interne de l'avant-bras, et avec le pouce de la main gauche appuyez en dehors sur la portion de bandage déjà appliquée, pour l'empêcher de se relâcher. Cela fait, saisissez d'une manière opposée les extrémités du globe ; que le pouce soit à l'extrémité supérieure, et les doigts réunis à l'autre, en allongeant le doigt indicateur par dessous le plein. Relâchez la portion de la bande comprise entre le globe et le pouce gauche, portion qui ne doit jamais avoir plus de quatre travers de doigt de longueur ; renversez ensuite le bord supérieur, en passant par devant le plein sans tirer sur le globe, et que celui-ci se trouve comme auparavant immédiatement appliqué par son plein au côté interne de l'avant-bras ; la longueur du renversé sera à peu près la diagonale du carré qui aurait pour côté la largeur de la bande. Il faut avoir bien soin de ne pas éloigner le globe du membre avant ou après le renversé, car celui-ci acquerrait tout de suite une longueur qui serait mesurée par la distance du globe au côté interne du membre, et comme il faut presque à chaque tour faire un renversé, il s'en suivrait que la bande ne serait plus qu'une corde insupportable pour le malade. Le renversé étant bien fait, et le globe appliqué par son plein au côté interne du cubitus comme nous l'avons dit, tirez dessus sans le dérouler ni l'éloigner du membre, pour serrer le renversé ; soutenez-le dans cette position pendant que vous retirez le pouce gauche pour le glisser sur le renversé et l'effacer ; contournez ensuite le membre en ne déroulant la bande que pour l'appliquer ; arrivé au côté externe, changez le globe de main en mettant le pouce au-dessous, et portez-le avec cette main obliquement au devant du membre et en montant un peu jusqu'au côté interne, où vous le saisissez avec la main droite, le pouce placé à l'extrémité supérieure ; renversez de nouveau et de la même manière que précédemment ; la main gauche ne doit jamais aider la droite à faire le renversé, parce que pendant ce temps la portion du bandage appliqué se relâcherait. Continuez ainsi de suite en renversant chaque fois, s'il est nécessaire, jusqu'au coude où le membre diminue rapidement de volume ; il faut alors faire les renversés de bas en haut ; pour cela, on saisit le globe de la main droite, le pouce placé sur la face inférieure du plein, et les autres réunis sur la supérieure ; puis on renverse de bas en haut le bord inférieur en passant par-devant la bande : on continue ainsi pendant trois ou quatre tours ; puis le bras devenant plus volumineux, on renverse de haut en bas comme à l'avant-bras. Les renversés du pli du bras n'offrent plus le même aspect que les autres : ils sont moins solides et moins propres ; aussi peut-on les faire comme les autres sans inconvénient. Quant au degré de compression à donner, on ne l'obtient guère que par l'habitude, en sorte qu'on ne saurait trop s'exercer à l'application de ce bandage, qui est pour ainsi dire la clef de tous les autres.

Si l'on voulait recouvrir la première couche de doloires d'un roulé *descendant*, il faudrait toujours faire les renversés de bas en haut, comme je l'ai indiqué au pli du bras ; le bandage appliqué aurait le même aspect que le premier, qu'on peut appeler par opposition, *roulé ascendant*......... On a recours au bandage roulé (*en outre d'autres circonstances que nous mentionnerons en leur lieu*) pour faire la compression sur le trajet des artères, en ayant soin d'appliquer préalablement une compresse graduée étroite sur tout le trajet des vaisseaux : il porte alors le nom de bandage *de Théden*..... Si l'on y a recours pour maintenir des compresses ou un cataplasme, on espace les tours de bande de manière à former un bandage rampant ou un spiral écarté..... Si l'on se sert du bandage roulé comme unissant, on l'applique de la manière suivante avec une bande roulée à deux globes : appliquez le plein de la bande intermédiaire aux deux globes par sa face externe sur la face antérieure du poignet ; croisez-les sur la face opposée sans que les bords viennent se heurter, en les changeant de main et en faisant en sorte que celui que vous teniez primitivement de la main gauche passe par dessous. Pour mieux me faire comprendre, je lui donnerai désormais le nom de *globe gauche*. L'entrecroisement fait en arrière, ramenez au-devant du membre et en montant obliquement les deux globes pour les y entrecroiser, en faisant passer par le globe gauche le premier et l'autre par dessus ; tirez sur celui-ci ; relâchez l'autre et renversez-le par dessus de manière que le renversé ne couvre pas tout-à-fait moitié du doloire précédent ; croisez de nouveau les globes en arrière en faisant passer le globe gauche ou renversé par dessous, et continuez ainsi jusqu'au pli du coude. J'ai dit tout-à-l'heure qu'il ne fallait pas que le renversé couvrît le doloire précédent, parce que ce renversé doit être caché par le globe droit quand il revient au devant de l'avant-bras. De cette manière, le bandage est excessivement régulier ; il est du reste d'une application difficile. Arrivé au pli du bras, l'entrecroisement antérieur se fait différemment, le globe droit passe par dessous le gauche, et en se dirigeant de haut en bas, tandis que le gauche se dirige en sens opposé ; on renverse l'inférieur sur le supérieur ; on porte les globes en arrière pour les y entre-croiser et les ramener en avant de la même manière. » (Thivet, *ouv. cit.*, p. 145 et suiv.) Voyez aux figures pour exemple d'un bandage roulé, l'avant-bras gauche du mannequin noir indiqué par la lettre K, 12 indique le chef final fixé par une épingle.

FRONDE DU PLI DU BRAS.

Le plein de la fronde (voyez aux figures, le n° 11, A) est appliqué sur le pli du bras ; les deux chefs supérieurs au-dessus du coude à la région inférieure et postérieure du bras, et les deux autres aux deux tiers supérieurs de l'avant-bras et parallèlement aux premiers.

Elle sert à maintenir un cataplasme ou autre pansement au pli du bras.

FRONDE DU COUDE.

Elle s'applique dans un sens opposé à la

précédente, c'est-à-dire que le plein correspond au coude et que les deux chefs sont noués à la région antérieure.

Elle remplit les mêmes conditions.

BANDAGES POUR LES FRACTURES DU BRAS

L'application des pièces employées dans les cas de luxations de l'humérus, comme de tous les autres membres, se divise en deux temps et varie à chacun d'eux : 1° Avant la réduction, on pose les lacs pour *l'extension*. Les lacs sont des sortes de bandes de quelques mètres de long et de 8 à 12 centimètres de large, faites avec une serviette ou une nappe, une alèze, ou un petit drap pliés en cravate, etc. La partie moyenne de ce lacs doit être placée au-dessus de la face dorsale du poignet, et ses chefs rassemblés et tordus vers la face palmaire. Les extrémités sont confiées à des aides qui exécutent l'extension. La contre-extension se fait également avec des lacs dont la partie moyenne repose sur une pelote placée dans le creux de l'aisselle, des aides tirent dans un sens opposé aux premiers; 2° Après la réduction, quand la tête de l'humérus est rentrée dans la cavité glénoïde, afin que par la force musculaire il n'y ait pas de nouveau déplacement, on assujettit le bras contre le tronc au moyen d'un bandage de corps dont la partie moyenne porte sur le coude, le bord supérieur sur la partie moyenne du bras, et le bord inférieur sur celle de l'avant-bras. Celui-ci est à demi-fléchi, de sorte que la main correspond au milieu du sternum; pour plus de solidité on ajoute un scapulaire et parfois même un sous-cuisse.

BANDAGES POUR LES FRACTURES DU BRAS.

1° *Fracture du corps de l'os.* — Dès que, par l'extension et la contre-extension, le chirurgien a obtenu la réduction de la fracture, qu'il s'est assuré que le bras avait repris sa longueur naturelle, que la tubérosité externe de l'humérus se trouve sur la même ligne que la partie la plus saillante du moignon de l'épaule, il procède à l'application de l'appareil. Voici comment M. Sanson expose le sien dans

le *Dictionnaire de méd. et chir. prat.* (p. 509) :
« Avant d'appliquer les pièces, on entoure les doigts, la main et l'avant-bras avec un bandage roulé, pour prévenir l'engorgement œdémateux ; on prolonge les doloires sur le bras en les serrant médiocrement ; on fait quatre à cinq circulaires au niveau de la fracture, et on remplit avec de la charpie la fossette deltoïdienne ; c'est alors qu'après avoir examiné si la réduction s'est maintenue, si l'épicondyle est sur la même ligne que la partie la plus saillante du moignon de l'épaule, on met trois attelles le long des faces postérieure, antérieure et externe du bras. On a conseillé de mettre une quatrième attelle à la partie interne ; mais malgré la gouttière dont on a pourvu cette attelle, la compression qu'elle exerçait sur les nerfs et les vaisseaux du bras l'a fait généralement abandonner, et le plus grand nombre des praticiens n'en emploient que trois. Ces trois attelles, excepté l'antérieure, doivent dépasser très-légèrement l'épaule et le coude ; on les assujettit par de nouveaux tours de bande qui montent du coude jusqu'au moignon de l'é-

paule et redescendent de celui-ci sur le bras pour achever d'épuiser la bande. Quand ce bandage est appliqué, on couche le bras sur un oreiller qui remplace l'attelle interne, dans une position demi-fléchie, et en le tenant légèrement écarté du ventre. »

2° *Pour les fractures de l'extrémité inférieure*, A. Cooper conseille d'appliquer sur la face antérieure du membre une attelle concave, et sur la face postérieure une attelle divisée en deux parties, dont l'une s'applique à l'avant-bras et l'autre au bras ; elles sont unies par des courroies en forme de charnière.

« Desault employait deux gouttières en forme de carton, coudées sur leur plat, assez longues pour s'étendre au bras et à l'avant-bras, et dont l'une s'appliquait supérieurement et l'autre à la partie antérieure du membre. Lorsque la fracture siégeait dans les condyles, Desault ajoutait aux demi-gouttières deux attelles droites qu'il plaçait sur les faces interne et externe du bras, et qui s'étendaient depuis la partie supérieure jusqu'un peu au-dessus du niveau des condyles. A. Cooper emploie dans ces cas deux attelles de carton, une interne et l'autre externe, et qui sont coudées sur leurs bords, de manière à s'adapter à la forme du membre dans l'état de demi-flexion. Graeffe a fait construire pour le même objet un instrument qui se compose de deux espèces de bracelets ouverts en devant, unis sur les côtés par une charnière et échancrés en arrière sur le bord par lequel ils se correspondent ; l'un est appliqué à la partie inférieure du bras, l'autre à la partie supérieure de l'avant-bras , le coude correspond à l'ouverture que laissent entre elles les deux échancrures. » (Sanson, *ouv. cit.* p. 514.)

5° *Pour les fractures de l'extrémité supérieure*, les bandages compliqués de Ledran, Heister , J.-L. Petit ont été judicieusement abandonnés, vu l'impossibilité qu'il y a d'agir sur le fragment supérieur. Desault entourait le membre avec un bandage roulé ; il appliquait autour quatre attelles ; l'antérieure, l'externe et la postérieure remontaient jusqu'au dessus du moignon de l'épaule : il plaçait entre le bras et la poitrine un coussin dont la forme variait selon celle de cette région, le membre était fixé par les premières circulaires de la bande, et les autres terminaient en soutenant le coude. — Aujourd'hui on a généralement abandonné ces bandages pour s'en tenir à celui de la fracture de la clavicule. Celui qu'a proposé M. Velpeau est d'une grande vogue. Il consiste en une plaque bien garnie de linge que l'on met dans le creux de l'aisselle ; on la maintient par quelques tours de bande autour de l'épaule, en forme de spica, et par-dessus encore on applique un bandage roulé imbibé de dextrine. — Nous le ferons mieux connaître quand nous en serons aux bandages inamovibles.

ÉCHARPE.

Presque toutes les maladies du membre supérieur, ainsi que l'observe M. Velpeau, dans sa *Médecine opératoire*, réclament l'emploi du bandage connu sous le nom d'écharpe. Les anciens chirurgiens admettaient la *grande* écharpe, l'*écharpe moyenne*, la *petite écharpe*, l'*écharpe de J.-L. Petit*. Mais aujourd'hui on n'en emploie que deux : la grande écharpe qui consiste en une pièce de linge carrée pliée en triangle comme un châle de femme. L'angle intermédiaire aux deux grands angles correspond au coude et est fixé par une épingle ou point de suture en dedans du bras. Les deux autres angles ou extrémités passant sur les épaules sont nouées à la nuque. — Ce bandage soutient l'avant-bras fléchi sur le bras, immobile contre la poitrine, ainsi que cela se pratique dans certains cas de plaies, dans les luxations de l'humérus et fractures de la clavicule.

La *petite écharpe* se fait avec une pièce de linge moins grande (un mouchoir ordinaire suffit), pliée et placée de la même manière, sauf qu'étant trop petite pour maintenir tout l'avant-bras, elle soutient seulement la main, et que les deux extrémités, au lieu d'être fixées à la nuque, sont cousues au devant de l'habit. — Celle-ci ne sert que pour certaines maladies de la main.

BANDAGES POUR LES FRACTURES DE L'AVANT-BRAS.

FRACTURE DES DEUX OS. — Dès qu'il a fait la réduction de la fracture, le chirurgien armé d'une bande roulée à un globe pose un bandage roulé d'après les règles déjà données, depuis le bout des doigts jusqu'au poignet (le pouce n'y est pas compris et la paume de la main est garnie de charpie); arrivé au poignet, il confie le globe à un aide chargé de soutenir le membre malade, et après avoir placé entre les deux os une compresse longuette (dite graduée parce que les plis sont superposés) à la partie antérieure et postérieure de l'avant-bras, s'étendant du pli du bras au poignet, et par dessus ces compresses deux petites attelles enveloppées d'un linge, il continue les tours de bandes par dessus les attelles jusqu'au pli du bras. Ces deux attelles ne dépassent pas en haut l'articulation du coude et en bas la postérieure ne dépasse pas l'articulation du poignet; l'antérieure seulement va jusqu'à la face palmaire;

elles sont plus larges que le membre pour que les tours de bande ne touchent pas les bords externe et interne, et portent seulement sur le milieu de l'appareil. Les compresses graduées sont à plis inégaux, c'est-à-dire que la largeur des plis va graduellement en augmentant. Le pli le plus étroit est appliqué immédiatement sur le membre, et le plus large, celui de la face supérieure, reçoit les attelles.

Cet appareil est usité dans les fractures du corps de l'avant-bras; mais lorsqu'on a affaire à celles des extrémités, les moyens contentifs ne sont pas les mêmes.

Pour l'extrémité inférieure du radius, quand le chirurgien a enveloppé la main d'un bandage roulé comme pour la fracture des deux os et placé les deux compresses graduées, il pose sur elles deux attelles qui du pli du bras s'étendent, l'antérieure jusqu'au niveau de la fracture, et la postérieure jusqu'au bout des doigts. Celle-ci conserve sa forme plane jusqu'au niveau du carpe, où elle devient fortement courbée. Ces pièces étant appliquées, il continue ses tours de doloire jusqu'au coude.

Puis, mettant une compresse pliée en plusieurs doubles entre la portion recourbée de l'attelle postérieure et la main, il fixe celle-ci contre l'attelle avec quelques tours de bande. — Dupuytren, après avoir appliqué l'appareil ordinaire des fractures du bras, plaçait sur le bord cubital de la main une petite attelle en fer, recouverte d'une peau dont l'extrémité inférieure étaitfortement arquée, puis il ramenait la main vers la convexité de cette attelle, avec quelques tours de bande.

« J'ai vu, dit M. Thivet, M. Blandin se servir de deux attelles courbes. Aujourd'hui, il se sert de l'appareil dextriné, et applique ses deux attelles pour servir de tuteur jusqu'à la dessiccation de l'appareil. Une fois desséché, on peut les enlever impunément, la main reste irrévocablement fixée dans l'adduction, jusqu'à parfaite consolidation. S. A. Cooper se sert de deux attelles droites, entre lesquelles il laisse pendre la main par son propre poids. Quelque soitle bandage qu'on emploie, il faut toujours soutenir l'avant-bras avec une écharpe. »

Pour l'extrémité supérieure du radius , on emploie le même bandage que nous avons décrit pour la fracture des deux os de l'avant-bras. Il est seulement inutile d'imposer au malade l'immobilité de l'articulation du poignet, et afin de lui laisser cette liberté, on se servira d'attelles moins longues.

Lorsque le cubitus est fracturé dans sa portion inférieure, on se sert avec avantage de l'appareil employé pour les fractures de l'extrémité inférieure du radius. Seulement, l'attelle courbée doit être placée dans un sens opposé, de manière à agir par rapport au cubitus comme par rapport au radius.

Fractures de l'olécrane. — Une infinité de moyens ont été créés pour vaincre l'action incessante du triceps qui tend à écarter les fragments et dont le contact est cependant indispensable à la guérison. Les principaux sont ceux de Boyer, A. Cooper et Dupuytren. — Boyer voulait qu'on maintînt l'avant-bras à demi-fléchi ; qu'on couvrît tout le membre, depuis la main jusqu'au coude, d'un bandage roulé ; il plaçait sur cette partie une compresse longuette, dont le plein fixé au-dessus du fragment supérieur le pousse en bas, et les deux extrémités croisées sur le pli du bras sont recouvertes par des jets de bande qui entourent l'articulation en huit de chiffre. — Dupuytren tenait le bras dans l'extension au moyen d'une attelle placée devant l'articulation ; mais avant de la poser, il appliquait le bandage unissant des plaies en travers, et puis il la fixait avec des tours de bande.— A. Cooper recommande aussi l'extension du membre ; et, d'après lui, la fracture de l'olécrâne est la seule lésion du coude qui réclame l'attitude rectiligne du membre ; celles des condyles et de l'apophyse coronoïde réclament la flexion. — Certains chirurgiens, comme Bottcher et Feyter, ont imaginé des bracelets dont ils entourent l'articulation au-dessus du coude et exercent une traction sur l'olécrâne avec une courroie qui vient se fixer au poignet.

Le bandage unissant usité par Dupuytren était le même que celui qu'on emploie pour les fractures de la rotule. (Voyez aux figures la jambe droite du mannequin noir, N.)

Nous avions oublié de dire que dans certains cas de fractures de l'avant-bras ou du bras, au lieu d'un bandage roulé, on se servait du bandage de Scultet à bandelettes séparées. (Nous le décrirons au chapitre suivant.) On l'emploie surtout lorsque la fracture est accompagnée de plaies qui nécessitent des pansements ; avec ce bandage, on a la faculté de les faire sans changer la position du membre.

BANDAGES POUR LA LUXATION DE L'AVANT-BRAS.

Les indications à remplir pour la luxation des os de l'avant-bras sont les mêmes que celles de l'humérus, sous le rapport de l'extension et de la contre-extension. Au lieu d'un bandage de corps, qui le fixe au tronc, l'articulation du coude exige l'application d'un bandage en huit de chiffre tel que nous l'avons déjà décrit. Tout le membre est placé dans une écharpe.

T DE LA MAIN.

Ce bandage a été proposé comme un moyen

simple et facile à exécuter ; il se compose d'une compresse en carré long, percée à son milieu de quatre trous (Voyez aux figures le n° 9, *b, b, b, b*), destinés à laisser passer quatre doigts, le pouce restant en dehors. A une extrémité de cette pièce est cousue une bande transversale de **25** centimètres de long et de **4** centimètres de large ; à l'autre extrémité sont deux lies. Pour l'appliquer, dès que le cataplasme ou autres pièces de pansement sont placés dans la paume ou sur le dos de la main, on introduit les doigts jusqu'à leur racine dans les quatre ouvertures ; puis on fixe autour du poignet la bande transversale dont les deux extré mités (*a a*) sont cousues, et par dessus on assujettit par une rosette les deux lies (*e e*) de l'autre extrémité.

Le T sert pour les cas où l'on doit fixer un plumasseau de charpie, cataplasmes ou autres topiques, soit sur le dos, soit dans la paume de la main, et même sur les deux à la fois.

FRONDE DE LA MAIN.

La fronde s'applique à la main de deux manières différentes. Si le pansement que l'on veut maintenir est à la face palmaire, c'est sur cette partie que l'on applique le plein du bandage (Voyez aux figures le n. 11. a.) et les quatre chefs (b. b. b. b.) sont noués à la face dorsale, les uns à l'entour du poignet, les autres, inférieurs, au niveau de l'articulation métacarpo-phalangienne. Si la fronde doit au contraire maintenir un appareil sur la face dorsale, c'est sur cette partie qu'est appliqué son plein, et ses chefs sont noués du côté opposé.

GANTELET.

Roulez à un globe une bande de 10 à 12 mètres, large de 2 centimètres, faites autour du poignet deux circulaires, en ayant soin de laisser pendre 8 centimètres de sa longueur sur le côté externe. Après avoir fait ces deux circulaires, descendez à l'extrémité du pouce en traversant le dos de la main, et faites des circulaires jusqu'à sa base, portez le globe jusqu'au poignet où, après avoir fait une circulaire, vous descendez à l'extrémité de l'index où vous pratiquez de nouvelles circulaires jusqu'à sa racine, vous montez de rechef au poignet, et après une troisième circulaire, vous descendez au doigt du milieu et ainsi de suite pour tous les doigts, en faisant toujours les circulaires en montant de leur extrémité à leur base. (Voyez le gantelet appliqué à la main droite du mannequin noir 1. Le n. 11 indique le bout final de la bandelette nouée avec le bout initial que l'on a laissé pendre en commen_ çant, à la partie externe).

Le gantelet s'applique dans tous les cas où l'on a besoin de maintenir les doigts dans une extension parfaite ; de favoriser le reflux des liquides vers le haut du membre pour éviter un engorgement, comme cela se fait lorsqu'on veut exercer une forte compression sur la main ou l'avant-bras ; il s'applique encore dans les cas où l'on veut empêcher le contact de leur face interne, pour éviter une cicatrisation vicieuse après une plaie ou brûlure.

DEMI-GANTELET.

Celui-ci s'applique de la même manière, sauf que les tours de bande ne recouvrent que la moitié des doigts. Il est usité dans les cas où l'on ne veut agir que sur les deux premières phalanges de plusieurs doigts séparément ou tous ensemble.

GAINE DES DOIGTS.

Prenez un doigt de gant, ou taillez dans cette forme un morceau de linge dans les dimensions nécessaires. Fixez à l'entrée de ce fourreau, sur deux points opposés, deux lies que vous fixerez, en les entrecroisant sur le dos de la main, autour du poignet.

La gaîne sert principalement dans les cas où l'affection est bornée à l'extrémité du doigt, ou à la pulpe ou à l'angle, comme dans les panaris ou tournioles.

SPICA DU POUCE.

Avec une bande longue de un à deux mètres

sur deux centimètres de large, roulée à un globe, faites autour du poignet deux circulaires pour assujettir le chef initial. Cela fait, passant sur la face dorsale et palmaire de la main, autour de l'articulation métacarpo phalangienne, vous faites un huit dont les spires vont de bas en haut en se recouvrant dans le tiers de leur largeur. Vous continuez toujours de la sorte jusqu'à fin de bande et vous fixez le chef final par une circulaire autour du poignet avec une épingle, ou mieux, divisant en deux huit cenmètres de la bande, vous obtenez deux chefs avec lesquels vous faites un nœud.

PALETTE.

La palette est une des pièces d'appareils inventés contre les maladies de la main; faite de bois mince ou de carton fort, elle a la forme de la main, les doigts réunis et le pouce isolé, ou pour mieux dire, d'une mitaine. Une face est garnie de charpie, et c'est là que repose la face palmaire des doigts et de la main. Le pansement une fois fait, la palette est soutenue par un aide, tandis que le chirurgien fixe le tout par des circulaires de bande allant du bout des doigts jusqu'au poignet, car la palette y doit arriver.

On s'en sert dans les cas où l'on doit exercer une certaine compression sur les articulations des doigts et de la paume de la main.

LUXATIONS DU POIGNET.

Que le déplacement ait eu lieu *en dedans ou en dehors, en avant ou en arrière*, après que la réduction a été opérée par l'extension sur le métacarpe et les doigts et la contre-extension sur l'extrémité de l'avant-bras, le bandage consiste en des compresses longuettes trempées dans une liqueur résolutive, et en une bande qui forme autour du poignet un huit de chiffre.

Les compresses longuettes sont placées sur le point de la fracture, et maintenues par les tours de bande, ainsi qu'il suit : Avec une bande longue d'un mètre et demi, large de six centimètres et roulée à un globe, faites deux circulaires autour de l'articulation, par-dessus les compresses, passant sur la face dorsale et la face palmaire, vous faites une circulaire autour de la main, et arrivé à la base du pouce vous revenez par la face dorsale au point d'où vous êtes parti ; vous continuez alors ainsi que vous venez de faire jusqu'à la fin du globe, et vous terminez par une circulaire autour du poignet. Le chef final est fixé avec une épingle. Pendant deux jours la main doit être soutenue par la petite écharpe.

Ce bandage qui n'est autre chose qu'une partie du gantelet, puisque les croisés sur le dos de la main sont les mêmes, et que les circulaires, au lieu de se faire alternativement sur chaque doigt, se font sur l'articulation métacarpo-phalangienne, peut encore être très-utile pour maintenir un cataplasme ou autres topiques sur le dos de la main.

LUXATION DU POUCE.

Pour assurer la réduction de ce déplace-ment, on se sert du spica du pouce que nous avons déjà décrit. Seulement, il ne serait pas superflu de placer sur l'articulation deux petites compresses longuettes trempées d'une eau résolutive; et pour exercer une plus forte compression, on ajoute au spica le huit du poignet en combinant les deux.

LUXATION DES OS MÉTACARPIENS ET MÉTACARPO-PHALANGIENS.

La compression est le moyen le plus efficace à mettre en pratique pour la réduction de ces parties. Aussi, pour en assurer le succès, doit-on placer d'abord sur la région dorsale des compresses quadrilatères, et dans la paume de la main assez de charpie pour que la compression soit uniforme. On fait ensuite des circulaires depuis la troisième phalange jusqu'au poignet, en ayant soin de bien serrer les tours de bande. — La main est ensuite placée dans une écharpe.

FRACTURES DES DOIGTS.

Le doigt fracturé, après que la coaptation

des fragments a été faite, est entouré de circulaires, de son extrémité vers sa base, avec une bande large de 2 centimètres. Puis on place sur sa face dorsale et palmaire, sur toute sa longueur, une petite compresse graduée d'abord, et ensuite deux petites palettes en bois mince, enveloppées d'un petit linge, et l'on fixe le tout par des tours de bande. — Le malade ne peut pas se passer d'une écharpe.

BANDAGES DE M. MAYOR.

MEMBRES. — *Triangle bonnet de l'épaule.* — Il est destiné à maintenir un appareil sur le deltoïde. La base du triangle est appliquée au tiers supérieur et externe du bras ; ces deux extrémités entourent le bras, et la pointe du triangle, dirigée au-dessus du moignon de l'épaule, est fixée à une cravate axillaire qui, de l'aisselle saine, viendrait se nouer au côté opposé du col.

Carrés, cravates, triangles, circulaires des extrémités. — Si l'on veut maintenir des cataplasmes, des sinapismes, des vésicatoires sur les extrémités, les mouchoirs pliés en carré, en triangle, en cravate, peuvent remplacer tous les autres bandages.

Triangle bonnet des moignons. — Pour faire le pansement des moignons, lorsque déjà les diverses pièces qui le constituent sont établies, on place la base du triangle sur le membre à une distance convenable de l'extrémité du moignon, et on le fixe au cercle formé par la base du bandage. On peut commencer par relever le petit angle sur le moignon et le fixer par ceux de la base, passés et croisés comme nous l'avons dit. M. Mayor n'emploie plus la capeline après les amputations, mais seulement le triangle. Il est de fait qu'on le place, l'enlève et le replace avec facilité, car il suffit d'en détacher la pointe pour découvrir les autres pièces à pansement.

Moyens propres à empêcher le glissement de ce petit bandage placé sur un moignon conique. — 1° Pour la cuisse, on place une ceinture autour du tronc, et on y fixe les deux grands angles du mouchoir, après les avoir croisés sur la partie antérieure du membre ; 2° pour le bras, le triangle pourra être fixé autour du col ou vers l'aisselle du côté sain ; 3° pour l'avant-bras et la jambe, on portera les deux longs angles au-dessus du coude ou du genou.

TRIANGLE DES EXTRÉMITÉS. — *Mains, pieds, doigts, verge.* — Ces parties étant en quelque sorte semblables aux moignons, recevront avec avantage le bandage triangulaire pour maintenir les pansements qu'on peut y appliquer. Soit qu'on veuille fléchir les doigts en arrière pour une plaie dorsale du carpe, soit qu'on veuille les fléchir en avant pour une plaie de la face palmaire de la main, on applique la base du triangle sur le dos ou sur la face palmaire de la main, on ramène et on croise ses deux extrémités vers le côté opposé, où on les fixe, et on relève vers eux le sommet du triangle. Et alors on a le triangle *carpo-dorsal de la main et le carpo-palmaire.*

Pour le pied. — Lorsqu'on veut protéger le talon et le tendon d'Achille, ou contenir un appareil sur ces parties, il faut prendre un

triangle dont la base soit tournée vers les orteils et placée sous le talon, les chefs en sont
croisés sur le coude-pied, et le petit angle est
remonté le long du tendon; c'est le triangle
bonnet du talon. Si l'on veut séparer les doigts,
on fait des trous au milieu du triangle, et on
fait passer les doigts ou les orteils, on dirige
et on fixe à volonté les trois extrémités de cette
pièce de linge. (*Triangle inter-digital.*)

Il ne serait pas plus difficile de faire un bandage à saignée avec la cravate qu'avec une
bande.

CHAPITRE VII.

BANDAGES DES MEMBRES INFÉRIEURS.

Bandages des membres inférieurs.— Bandage roulé.—Spiral de la cuisse. — Spiral de la jambe. — Huit du genou. — Fronde du genou. — T du pied. — Fronde du coude-pied. — Gaîne des orteils. — Bandages pour les luxations du fémur. — Bandage de Scultet. — Les attelles. — Les coussins. — La semelle. — Bandage à dix-huit chefs. — Fractures du col du fémur.— Des condyles, du grand trochanter. — Luxations du genou. — Fractures de la rotule. — Bandage pour les fractures de la jambe, du tibia, du péroné. — Luxations du péroné. — Luxations du pied. — Du calcaneum. — Bandages pour les entorses.

BANDAGE ROULÉ.

Le bandage roulé de tout le membre inférieur se fait d'après les mêmes règles que nous avons exposées pour le membre supérieur. Il y a seulement quelques particularités à observer à cause de la disposition du pied ; par rapport au genou, on se conduit comme pour le coude. On entoure d'abord les orteils d'une bandelette comme pour le gantelet; on garnit la plante du pied avec de la charpie, ainsi qu'à la paume de la main; on place au talon une compresse fendue à ses quatre angles, assez longue pour que deux chefs viennent se croiser par-dessus les malléoles sur le bas de la jambe, et les autres au-dessous des malléoles sur le coude-pied. Le plein de cette compresse, qui a la forme d'une fronde, est appliqué sur le talon. Elle prend ici le nom de TALONNIÈRE.

Le chirurgien, tenant à la main droite une bande longue de 10 à 12 mètres, selon la longueur des membres inférieurs, et large de 6 centimètres, roulée à un globe, fixe le chef initial par deux circulaires à la base du coude-pied, monte par des doloires autour des malléoles, entoure le talon par des jets de bande allant du bas de la jambe sur le coude-pied, afin de bien assujettir la talonnière, et remonte ainsi sur la jambe. Dans l'application de ce bandage, on ne saurait prendre assez de précautions pour éviter les *godets*. Comme le volume du membre varie très-souvent, il est indispensable de faire très-souvent des renversés.

Ce bandage est dit *roulé du pied*, lorsqu'il ne monte qu'au-dessus des malléoles ; *roulé de la jambe*, lorsqu'il ne monte qu'au-dessus du genou ; enfin, *roulé de tout le membre inférieur*, lorsqu'il va jusqu'à l'aine.

En outre que ce bandage est employé dans les cas où l'on a besoin d'exercer une forte compression, comme pour le traitement des varices et l'œdème des extrémités, il sert encore dans les cas de fractures, entorses et luxations des membres inférieurs. Nous l'indiquerons quand nous traiterons de ces affections en particulier. — Pour que le roulé exerce une plus forte compression, on a le soin de mouiller la bande qui s'applique, alors, beaucoup mieux à l'entour du membre.

SPIRAL DE LA CUISSE.

Le spiral est *ascendant* ou *descendant*. Le premier se fait par des tours de bandes qui vont en montant de bas en haut du genou jusqu'au niveau des fosses iliaques, c'est-à-dire que vous terminez par deux circulaires autour du bassin ; le second se fait en sens contraire, c'est-à-dire que vous commencez d'abord par deux circulaires au niveau des fosses iliaques, et terminez par deux tours de bande au bas de la cuisse.

SPIRAL DE LA JAMBE.

Ce bandage ne sert que pour maintenir un cataplasme ou autres pièces sur lesquelles il ne faut pas exercer de compression.

Pareil à celui de la cuisse, il se fait en montant du bas de la jambe au genou. Ici seulement les spires sont toujours de bas en haut. — Mêmes usages que le précédent.

HUIT DU GENOU.

Prenez une bande de 5 mètres de long sur 6 centimètres de large. Si l'on a besoin de porter une forte compression sur le jarret, garnissez celui-ci de charpie, afin de moins fatiguer les bords de la région poplitée ; fixez le chef initial par deux circulaires au-dessous du genou, montez par derrière l'articulation au-dessus du genou où vous faites deux circulaires, vous passez encore sur le jarret pour faire deux tours de bande ascendante sur les premiers, et ainsi de suite jusqu'à fin de bande. Le chef final est fixé par un dernier tour au-dessus de l'articulation. — Ce bandage consiste donc en des circulaires au bas de la cuisse et au haut de la jambe et en des croisés ou huit de chiffre sur le creux du jarret.

Ce bandage sert pour établir une compression sur le creux poplité, pour y maintenir quelques pièces de pansement ; dans les cas de fractures en travers de la rotule. (*Voyez* aux figures le genou gauche L du mannequin noir ; 13 indique la rosette qui fixe les deux bouts de la bande.) On a les deux chefs réunis lorsqu'au lieu de couvrir le chef initial sous les premiers circulaires, on l'a laissé pendre de quelques centimètres.

FRONDE DU GENOU.

Les règles d'application pour la fronde du genou sont les mêmes que pour le coude. Le pansement une fois fait, le plein de la fronde est appliqué sur le creux du jarret. Les chefs supérieurs sont noués au-dessus du genou, et les chefs inférieurs sont noués au-dessous du genou.

T DU PIED.

Il se fait avec les mêmes pièces de linge et s'applique de la même manière que celui de la main; seulement au lieu de quatre ouvertures on en pratique cinq pour laisser passer le gros orteil. La bande transversale doit être fixée au bas de la jambe, au-dessous des malléoles (*Voyez* aux figures le n° 9 et les deux bouts de la bande transversale *aa*); les deux bandelettes (etc.) sont croisées à la plante du pied, à la bande du talon, menées sur le coude-pied où elles sont encore croisées pour entourer le bas de la jambe et y être fixées par un nœud.

Au pied comme à la main, le T sert à maintenir un cataplasme, soit à la plante, soit sur le dos du pied, soit sur les deux à la fois.

FRONDE DU COUDE-PIED.

Le plein de la fronde est appliqué sur les pièces à pansement placés sur le coude-pied. Les chefs supérieurs croisés derrière le talon viennent se nouer à la partie antérieure du bas de la jambe, et les chefs inférieurs croisés sous la plante du pied viennent se nouer sur le bas du coude-pied.

GAINE DES ORTEILS.

La gaîne dont nous avons parlé pour les doigts de la main est la même pour les orteils ; seulement on comprendra aisément qu'il n'y a guère que le gros orteil qui soit susceptible d'en recevoir une, vu l'exiguité des autres. Ainsi, une fois que le gros orteil est mis dans le petit fourreau, vous croisez les deux bandelettes, fixées à son entrée, sur le coude-pied, les passez en les croisant encore sur le tendon d'Achille et les fixez par une rosette à la partie antérieure du bas de la jambe.

BANDAGES ET APPAREILS A FRACTURES ET LUXATIONS DES EXTRÉMITÉS INFÉRIEURES.

LUXATIONS DU FÉMUR.

Dans cette luxation comme dans toutes les autres, il y a deux indications à remplir : réduire la luxation et la maintenir réduite.

1° *Réduire la luxation.* Lorsqu'on a affaire à un jeune enfant ou à un sujet peu musclé, de constitution frêle, il suffit qu'un aide un peu fort exerce des mouvements de traction sur le fémur en embrassant la région inférieure du membre au-dessus du genou avec ses deux mains, et qu'un autre, de force égale, empêche le corps de céder, en fixant le bassin. Mais ces circonstances sont rares et l'on est le plus souvent obligé de faire usage des *lacs extensifs* et *contre-extensifs*. Les premiers, formés d'un petit drap ou d'une nappe pliée en cravate, de dix travers de doigt de longueur, se posent par leur milieu au-dessus des malléoles, à la partie antérieure du membre, on les croise à la partie postérieure et les extrémités pendantes sur les parties latérales du membre sont confiées à des aides. Il faut avoir le soin de garantir les malléoles avec quelques compresses de linge fin, placées sous les lacs ; quand les lacs sont placés on les fixe dans une immobilité parfaite, au moyen de quelques tours de bande. — « M. Roux s'y prend autrement, et sa manière de faire est généralement préférée : il couvre d'abord le pied et le bas de la jambe avec les tours de bande, applique le milieu de la cravate sur le tendon d'Achille, croise les chefs sur le coude-pied, puis les fait descendre à la plante du pied où ils sont croisés de nouveau et confiés à des aides. — « L'école française, rapporte encore le *Dictionnaire* de M. Fabre, ne conseille qu'un seul lacs à la partie inférieure de la jambe. J.-L. Petit et Duverney cependant appliquèrent le lacs extenseur au-dessus du genou ; ils prétendaient qu'en tirant sur la jambe on perdait une partie de la force, à cause de la brisure articulaire du genou, et qu'il y avait par conséquent avantage à tirer sur le fémur lui-même.

Sir A. Cooper et tous les autres chirurgiens anglais ont adopté cette dernière manière de voir ; ils appliquent le lacs au-dessus de la rotule. Le mode d'application est le même que dans le cas précédent. »

Les lacs contre-extensifs s'appliquent aussi de différentes manières ; mais celle de Desault est la plus usitée : le milieu d'un drap plié en cravate est appliqué dans l'aine du côté sain ; les chefs passés l'un en avant, l'autre en arrière du tronc, sont croisés sur l'épaule du même côté.

La contre-extension exige un nombre d'aides plus grand que l'extension ; ou du moins il faut plus de force, car afin que l'extension se fasse avec quelque succès, la contre-extension doit tenir le corps dans une immobilité parfaite.

2o *Maintenir la luxation réduite :* dès que la tête de l'os est rentrée dans sa cavité naturelle , il faut agir de manière à ce que la forme musculaire n'imprime au membre aucune direction vicieuse. Pour cela, le repos au lit et l'immobilité pendant quelque temps, sont les principales conditions à observer. Des compresses trempées dans l'eau froide, et souvent renouvelées, sont appliquées sur l'articulation coxofémorale et assujetties avec le *spiral*. Puis on maintient les genoux rapprochés par quelques tours de bande croisés en huit de chiffre au bas de la cuisse.

FRACTURES DU FÉMUR.

Les moyens contentifs des fractures de cet os varient suivant le siége qu'elles affectent. Lorsque le fémur est fracturé dans son corps, il y a le choix à faire entre plusieurs méthodes de traitement, toutes proposées par des chirurgiens très-recommandables.

La première méthode, la plus ancienne, veut que le membre du malade soit placé dans une position horizontale, et repose de tout point sur la couche. Celle-ci devra être plane et nullement inclinée de la tête vers les pieds ; le chevet très-bas servant à peine à relever la tête du malade ; les épaules devront porter uniformément sur le matelas. Dans cette position, les appareils adoptés sont celui de *Scultet*, le bandage à *dix-huit chefs*, ou bien *l'appareil inamovible*.

La deuxième méthode, contrairement à la position longitudinale, préfère mettre la cuisse dans la demi-flexion sur le bassin, et la jambe dans la demi-flexion sur la cuisse, à l'aide d'un plan incliné. A cet effet, Dupuytren plaçait le jarret sur un coussin plié en deux, et d'autres sur un plan en bois en forme de pupitre qu'on abaisse et élève à volonté, selon qu'on veut rendre le plan plus ou moins incliné.

La troisième méthode consiste dans la faculté qu'on donne au malade de marcher quelques jours après l'accident, et cela par l'application du bandage inamovible d'après MM. Seutin, Velpeau, etc., que nous décrirons plus bas.

Une quatrième méthode, qui est celle de M. Mayor, place le membre fracturé sur une planchette à suspension. Cet appareil se compose d'une planchette recouverte d'un coussin dépassant un peu ses deux bouts ; à ses quatre angles elle est percée d'un trou, destiné à laisser passer une corde qui la tient en l'air ; au moyen de quelques cravates on fixe le membre sur cette planchette, disposée de telle sorte qu'on peut lui donner la position plane ou inclinée, d'avant en arrière ou de gauche à droite, comme l'on veut.

BANDAGE DE SCULTET.

Ainsi appelé du nom de son inventeur, et dit encore à bandelettes séparées ; il se compose : 1° d'un porte-attelle ; 2° d'un nombre suffisant de bandelettes séparées ; 3° de trois attelles ; 4° de trois paillassons ; 5° de plusieurs lacs ou lies ; 6° d'une semelle ; 7° de plusieurs compresses longuettes.

Le porte-attelle est la première pièce qu'on dispose pour l'appareil ; c'est une pièce de linge un peu plus longue que le membre, et d'une largeur d'un mètre environ. Il est destiné à recevoir l'appareil, et à envelopper les attelles en particulier. Il doit être fait en toile forte, sans être trop rude ni trop grossière, de peur qu'elle ne blesse le malade ou ne le fatigue dans les points où elle portera sur la peau. Dans les fractures de la cuisse le bandage doit s'étendre depuis le pied jusqu'à l'aine ; en conséquence, le porte-attelle doit dépasser un peu cette longueur. Dans celles de la jambe, l'appareil s'arrête au-dessous du genou. Au-dessous du porte-attelle on place les lacs.

Les bandelettes séparées sont des bandes de trois doigts de large et d'une longueur suffisante pour faire environ deux circulaires autour de la partie du membre qu'elles doivent entourer; par conséquent elles seront d'inégale longeur, et iront généralement en augmentant, depuis le pied jusqu'au genou s'il s'agit de la jambe, jusqu'à l'aine s'il s'agit de la cuisse. Elles doivent être assez nombreuses pour que, se superposant l'une et l'autre par la moitié de leur largeur, leur ensemble puisse couvrir le membre. On commence donc par poser artistement ces bandelettes sur le porte-attelle, en commençant par les plus longues, qui devront répondre à l'aine.

Les attelles ou éclisses sont des lames de bois, de carton, de ferblanc ou de quelque autre matière dont on se sert pour contenir les membres fracturés dans une bonne situation et prévenir le déplacement des fragments. On les préfère ordinairement en bois pour les adultes, en carton pour les enfants. Elles doivent être assez solides pour résister à l'action des causes de déplacement. (*Dictionnaire* de M. Fabre, p. 279) — « Pour les fractures de la cuisse, il faut qu'elles aient une étendue différente suivant la place qu'elles doivent occuper. L'une doit être en dehors du membre (ce sera la plus longue) ; elle s'étendra depuis la crête de l'os des îles jusqu'à trois ou quatre doigts au delà du pied. La seconde, qui doit être placée en dedans du membre, sera un peu plus courte ; elle s'étendra depuis le pli de la partie interne de la cuisse, la région ischio-périnéale, jusqu'au-delà du pied, comme la précédente. La troisième, qui doit être couchée au devant du membre, sera plus courte encore que la seconde ; il suffira que du pli de l'aine elle se prolonge jusque près du coude-pied. Lorsqu'il est difficile de s'opposer au déplacement des fragments, il est utile d'avoir trois ou quatre petites attelles, de huit à dix pouces de long, enveloppées de linge, et que l'on place immédiatement sur le membre afin d'obtenir un rapport plus exact de l'os. Pour la jambe, elles seront aussi au nombre de trois : deux, destinées à être placées sur les côtés, dépasseront de deux ou trois travers de doigt, le genou, par en haut, et le pied, par en bas ; la troisième, qui doit être placée au devant de la jambe, s'étendra du genou au coude-pied. (Gerdy, *Trait. des Band..*, p. 379.)

Les paillassons sont des sachets qu'on remplit de paille d'avoine, aux trois quarts seulement, afin qu'on puisse en mettre plus sur un point que sur un autre, si besoin est. Ils sont un peu plus longs que les attelles qui doivent être placées sur eux ; leur largeur est proportionnée à la grosseur du membre.

La semelle n'est autre chose qu'une bande large de 8 centimètres, longue de 50 centimètres. Le plein de cette bande est appliqué sur la plante du pied, et les deux bouts, croisés sur le coude-pied, sont fixés, chacun séparément, au niveau des malléoles, avec une épingle, sur les paillassons : c'est la dernière pièce que l'on applique.

Avant de faire l'application de l'appareil de Scultet, il doit être préparé d'avance sur une table, et puis placé sur le lit destiné à recevoir le malade. Voici l'ordre à suivre pour la disposition des pièces qui le composent :

1° Étendez sur la table les lies : cinq, si le bandage est pour la jambe et la cuisse; trois, s'il est pour la cuisse seulement; et deux pour la jambe;

2° Placez le porte-attelle ou drap-fanon sur ces lies;

5° Sur le drap-fanon, en commençant par l'extrémité qui devra correspondre à la partie supérieure du membre, étendez les bandelettes les plus longues en les superposant les unes aux autres, et terminez par les plus courtes;

4° Sur les côtés placez les deux attelles; roulez-les tout en rapprochant les deux attelles à une distance assez éloignée pour interposer les deux coussins, puis, avec les lies, faites une circulaire et nouez les bouts.

Ainsi disposé, tout l'appareil, formant un seul tout, sera transporté sur le lit du malade et déroulé dans le même ordre qu'il était sur la table. Si le malade est déjà dans son lit, on aura soin de dérouler l'appareil et de le faire passer sous le membre cassé en occasionnant le moins de secousse possible.

Maintenant seulement le chirurgien s'occupe de la réduction de la fracture. La coaptation des fragments une fois obtenue, des aides maintiennent les parties réduites en exerçant une certaine extension sur l'extrémité inférieure du membre, ce qui se fait en embrassant le pied avec les deux mains, et tirant à soi, pendant que le chirurgien procède à l'application du bandage.

La première chose à faire c'est d'entourer le pied d'un bandage roulé, avec la précaution de garnir de charpie le creux de la face plantaire. Après cela, commencez par l'application de la première bandelette à l'extrémité inférieure, afin de remplir le précepte donné par

M. Gerdy et autres, d'exercer la constriction
de bas en haut, et non de haut en bas, de peur
de refouler le sang et la lymphe vers les pieds
ou les mains; continuez ainsi jusqu'à la dernière bandelette, en ayant soin de croiser les
deux bouts, et d'engager celui qui recouvre
l'autre un peu au-dessous du membre. Pour
obtenir une application plus immédiate, pour
qu'il n'y ait pas de plis, en un mot, pour que
tout se fasse plus régulièrement et plus vite,
le chirurgien ne peut guère agir seul. A
deux, chacun saisit de son côté l'extrémité
d'une bandelette, l'étirant un peu vers lui
pour qu'il n'y ait pas de pli qui puisse blesser
les chairs ; et, dès qu'il a appliqué une partie
de la bandelette, le chirurgien reçoit des mains
de l'aide l'autre partie qu'il applique à l'entour
du membre, en obliquant vers le haut afin que
les circulaires aient la disposition des barbes
d'une plume. Pendant qu'il applique les bandelettes, lorsqu'il est arrivé au point de la
fracture, le chirurgien, à l'exemple de Boyer
et Dupuytren, doit appliquer à nu des compresses longuettes trempées d'une liqueur ré-

solutive. Dès que toutes les bandelettes sont appliquées, le chirurgien et son aide, chacun de son côté, roule l'attelle dans le drap-fanon jusqu'au près du membre, laissant seulement un intervalle suffisant pour placer les coussins. Pendant que l'aide les empêche de se déplacer, le chirurgien applique sur la partie antérieure du membre un troisième coussin et une troisième attelle ; et enfin, commençant par la lie du milieu, il fait une circulaire, et fixe les deux bouts, par un nœud en rosette, à la partie externe du membre. — Ainsi que nous l'avons déjà dit, la dernière pièce est *la semelle* ou bande plantaire, destinée à contenir le pied dans une position verticale.

Pour la levée de cet appareil, on commence par la bandelette qui a été appliquée la dernière, c'est-à-dire de haut en bas. S'il est nécessaire de changer une ou plusieurs bandelettes sans vouloir faire un renouvellement entier, on fixe avec une épingle ou point de suture, au bout externe de la bandelette qu'on veut enlever, un bout de celle qu'on veut mettre à sa place ; et, tirant la première par son bout interne, la seconde glisse très-bien sous le membre sans occasionner de secousse.

Cet appareil présente le grand avantage d'être changé en tout ou en partie; d'être tenu serré au degré que l'on veut, de bien emboîter le membre, et le rendre immobile ; de faciliter le pansement des plaies qui compliquent quelquefois les fractures. En outre qu'il est le bandage ordinaire des fractures des membres inférieurs, on l'emploie aussi pour des fractures des membres supérieurs lorsque des complications exigent des pansements, et pour certaines plaies où le déplacement du membre est très-douloureux, comme nous l'avons souvent observé dans les cas de phlegmons, d'érysipèle phlegmoneux et de plaies par arme à feu.

BANDAGE À 18 CHEFS.

Il se compose de trois pièces de linge d'égales dimensions, et assez grandes pour envelopper le membre à elles trois. Pour faire les dix-huit chefs on place les trois pièces de linge l'une sur l'autre, puis de deux côtés seulement on pratique trois incisions en laissant sur le milieu, c'est-à-dire entre les côtés divisés, un plein de huit à dix centimètres. On les place sous le membre, l'une à la partie supérieure, la seconde à la partie moyenne, et la troisième à la partie inférieure, de manière à ce qu'elles se touchent comme si elles ne formaient qu'une seule pièce. Ainsi divisées de deux côtés en trois chefs, les trois pièces réunies forment de chaque côté neuf bandelettes, ce qui constitue le bandage à dix-huit chefs. — On le place de la même manière que celui de *Scultet*, sous le membre malade et les bandelettes le recouvrent en entier. Il peut servir dans les mêmes circonstances et remplir le même but; mais à cause du grand inconvénient qu'une bandelette ne peut être changée sans toute la pièce, il est aujourd'hui généralement abandonné.

FRACTURES DES EXTRÉMITÉS DU FÉMUR.

Nous venons de donner la description des appareils appliqués contre les fractures du corps du fémur, excepté celle des bandages inamovibles ; nous nous occuperons de ce nouveau genre d'appareil dans un chapitre séparé, afin de mieux les présenter dans tous leurs détails. Nous allons dire les moyens employés pour les fractures des extrémités du fémur.

FRACTURES DES CONDYLES. — Soit qu'il n'y ait qu'un condyle de fracturé, soit que les deux l'aient été à la fois, les moyens sont les mêmes pour la réduction : le creux du jarret doit être garni de compresses superposées et elles sont maintenues par des tours de bande en huit de chiffre autour de l'articulation fémoro-tibiale. L'immobilité du membre étant l'indication principale à remplir, le bandage de Scultet sur tout le membre inférieur (depuis le pied jusqu'à l'aine), en ajoutant une attelle de carton fort à l'origine poplitée, est l'appareil le plus efficace.

FRACTURES DU GRAND TROCHANTER. — Le diagnostic de cette solution de continuité est très-difficile à établir, ainsi que le prouve une observation d'Astley Cooper, consignée dans l'excellent *Dictionnaire* de M. Fabre. «Mais si cette fracture était reconnue, il faudrait, ainsi que l'indique ce dernier, en tenter la réduction et la coaptation à l'aide d'un bandage spica amidonné et de compresses artistement arrangées. »

FRACTURES DU COL DU FÉMUR. — Le grand nombre de moyens proposés pour la cure de cette affection prouve les grandes difficultés à vaincre pour obtenir un succès complet; et si l'histoire de la chirurgie renferme peu de guérisons de ce genre de fracture, ce n'est pas que le génie inventif des chirurgiens anciens et modernes ait fait défaut. Desault condamnait le malade à rester couché sur le dos pendant deux et trois mois, et soumettait le membre cassé à une extension continue. Il appliquait le bandage de Scultet avec cette différence que l'attelle du côté externe, s'étendant de la crête iliaque au delà de la plante du pied, présente à ses deux extrémités échancrées une ouverture quadrilatère, et que l'attelle interne qui dépasse également, mais moins que l'autre, la plante du pied, a aussi une ouverture de même forme. La mortaise supérieure de l'attelle externe reçoit le plein d'une bande dont un bout engagé sous une ceinture qui a été placée d'abord au-dessous des hanches, vient se nouer avec l'autre sur l'échancrure. Par la mortaise de l'extrémité inférieure des deux attelles on passe les deux bouts d'une bande qui sont noués sur l'échancrure de l'attelle externe, tandis que son plein correspond au plein d'une troisième bande qui entoure le pied en forme d'étrier. —Les inconvénients que ce bandage avait de ne pas exercer l'extension dans la direction du membre et de porter le pied en dehors l'ont fait abandonner. —Boyer obtenait l'extension continue au moyen d'un appareil qui n'est pas encore totalement délaissé. Il se compose d'une attelle qui s'étend de l'ischion et dépasse le pied de six à huit centimètres; d'une bande en cuir, ou courroie, appelée sous-cuisse, parce qu'elle entoure la partie supérieure du membre cassé; d'une semelle en fer battu fixée contre la plante du pied, au moyen d'une large bande de cuir qui, assujettie au côté externe du pied, l'entoure et vient se fixer du même côté.

— Cette attelle présente une fente longitudinale dans la moitié de sa longueur. A la face inférieure de la semelle est une vis mobile qui va s'enrouler dans un écrou supporté par une tige perpendiculaire fixée aux attelles, de manière que l'on peut tirer sur l'axe du membre avec toute la force jugée nécessaire ; moyen qui permet d'augmenter ou de diminuer l'extension à volonté.

« Cet appareil particulièrement destiné aux fractures du col du fémur, dit M. Sédillot, a procuré des succès incontestables, et j'en ai vu un très-bel exemple chez une femme âgée qui guérit parfaitement sans claudication ; mais la grande difficulté est de garnir convenablement les points de la cuisse et du bassin sur lesquels porte la contre-extension, et l'on sait que le célèbre Lafayette eut ces parties mortifiées à la suite d'une trop forte pression exercée par cet appareil, quoiqu'il fût appliqué par Boyer lui-même. Cet inconvénient pouvant devenir fort grave, a beaucoup restreint l'usage de ce bandage aussi ingénieux pourtant que méthodique. »

Sir A. Cooper craignant l'influence fâcheuse de l'extension continue sur la santé générale, et voyant le peu d'effet de ces moyens sur la consolidation du cal, conseille de placer un coussin sous le membre inférieur et un autre sous le jarret pendant la période inflammatoire; puis le malade peut se lever, s'asseoir sur une chaise, marcher avec des béquilles en appuyant le pied sur le sol graduellement.

« Telle est, d'après M. Fabre, la marche que suit aujourd'hui M. Velpeau à l'hôpital de la Charité, et que M. Seutin a adoptée à l'hôpital d'Anvers; avec cette différence que ces praticiens emploient en même temps un bandage spica amidonné ou dextriné. L'expérience ayant prouvé que la guérison ne s'effectuait pas avec plus de défectuosité par la méthode de la déambulation que par le repos absolu au lit, on préfère aujourd'hui le premier mode. »

EXTENSION PAR LES LIENS ET LES POULIES. — Enfin pour ne rien omettre de ce qui a été dit sur les fractures du col du fémur, et voulant que notre Manuel renferme tout ce qui a été proposé, en fait de bandages, par les hommes éminents de la science, nous rapporterons ce qui a été écrit par M. Sédillot (*Méd. op.*, p. 34) sur l'extension par les liens et les poulies : « On a essayé d'attacher le pied du membre fracturé au bord inférieur du lit, tandis qu'on soutenait le tronc par des liens placés au-dessous des aisselles ; mais tous les moyens d'extension fixe ont le grand défaut de se desserrer très-vite et de ne pas déterminer une action constante ; ils ne peuvent en outre se prêter à aucun changement de position du malade, qui, dans un mouvement involontaire, est exposé à se blesser et à en souffrir. Le mieux serait donc, dans le cas où l'on veut recourir à une extension continue, de l'exercer au moyen d'un poids mobile, susceptible de suivre le membre dans toutes les positions, sans cesser un seul instant d'agir avec la même puissance. Ce résultat est facilement donné par l'emploi d'un corps d'une pesanteur proportionnée à la force extensive dont on a besoin. On le fixe à un cordon passé dans une petite poulie attachée au lit ou à la muraille, à la hau-

teur et dans la direction du membre, et on assujettit le lien autour du pied par l'intermédiaire
d'une bande, d'une semelle, ou mieux d'une guê-
tre à semelle, qui répartit le point d'appui sur
une plus grande surface et incommode beaucoup moins le malade. On peut maintenir le
tronc par un bandage de corps noué autour des
barres transversales du lit, un sous-cuisse ou tout
autre moyen semblable aussi simple, ou même
s'en dispenser habituellement, parce que le
poids de l'appareil et celui du corps résistent
suffisamment à l'extension faible, mais continue que l'on exerce. »

LUXATIONS DU GENOU.

Luxation de la rotule. — Dès que cet os a
été remis à sa place, que le déplacement ait eu
lieu en dehors ou en dedans, le seul moyen
contentif consiste dans quelques tours de bande
en huit de chiffre autour de l'articulation. On
a soin de placer avant sur la partie, quelques
lignes trempées dans une eau résolutive, et de
tenir le membre plus ou moins longtemps
immobile, selon la gravité de l'accident.

Luxation de la jambe sur la cuisse. — Après la réduction on enveloppe l'articulation de compresses trempées dans un liquide résolutif, tel que l'eau froide, l'eau blanche, etc., et puis on fait des circulaires de bande en forme de huit de chiffre. Le malade devra garder le lit; et quelques jours après l'accident le chirurgien fera sur le membre de légers mouvements de flexion et de rotation afin d'éviter l'ankylose.

FRACTURE DE LA ROTULE.

Le bandage usité pour les fractures de la rotule est le même que celui qu'on applique pour la réunion des *plaies en travers*. Nous renvoyons pour sa description à l'article des plaies, toute répétition étant ici superflue. (Voy. aux figures.) La jambe droite du mannequin noir, N, indique le point où les chefs d'une bande s'engagent dans les boutonnières pratiquées à l'autre, XX. Les deux extrémités de ces bandes devant ensuite être recouvertes par les circulaires des bandes supérieure et inférieure qui couvriront en entier l'articulation. Il est des chirurgiens qui emploient le croisé du genou, et d'autres, l'appareil inamovible. Le membre doit être tenu dans l'extension.

FRACTURE DE LA JAMBE.

Pour obtenir la consolidation des deux os fracturés de la jambe, il y a plusieurs méthodes proposées et aucune d'elles n'est adoptée plus généralement qu'une autre. — Certains chirurgiens placent le membre dans la position horizontale et appliquent l'appareil de Scultet tel que nous l'avons décrit; et ainsi que nous l'avons fait observer, les bandelettes, coussins et attelles ne doivent arriver que jusqu'au genou. — D'autres préfèrent que la jambe soit à demi fléchie sur la cuisse et appliquent le bandage de Scultet d'après les règles ordinaires. — Ceux-ci, partageant les idées de MM. Sauter et Mayor, rejettent la position horizontale ainsi que le bandage de Scultet et donnent la préférence à leur appareil; voici la description qu'en donne M. Gerdy : « Dans les fractures de la jambe, la planchette s'étend du jarret au-delà du talon, et présente à son extrémité le montant en échelle. Le coussin doit être déprimé au niveau du mollet, et la substance qu'il renferme refoulée sous le tendon d'Achille, afin que toute la face postérieure du membre porte également. Le lien supérieur embrasse le genou et va se fixer en dedans ou en dehors de la planchette. Le lacs inférieur s'applique comme pour la fracture du fémur, et le lacs ou les lacs moyens, après avoir embrassé le membre, sont attachés en dehors ou en dedans de la planchette, suivant que l'on veut tirer les fragments dans un sens ou dans un autre. Comme Sauter, M. Mayor suspend son appareil, ainsi que nous l'avons dit, au moyen de cordes disposées de diverses manières, et passant par les trous percés aux quatre coins de la planchette. Cet appareil offre, sur celui de Scultet, d'incontestables avantages. Les liens qui maintiennent les deux extrémités du membre le fixent avec toute la solidité désirable; les lacs moyens permettent d'exercer, là où il est nécessaire, des tractions graduées à volonté, et qu'on ne peut faire avec l'appareil ordinaire. Le point de la fracture reste à découvert , et le chirurgien voit, du premier coup d'œil, tout ce qui se passe : il peut sans déranger le membre de sa position , remédier aux déplacements qui seraient survenus. Cette qualité est surtout avantageuse dans les cas de plaie. Chaque jour on panse la blessure, le membre restant parfaitement immobile; il suffit, pour cela, de glisser entre ce dernier et le coussin quelques compresses longuettes avec lesquelles on enveloppe les pièces de pansement, comme on le fait dans l'appareil de Scultet. » — D'autres chirurgiens, enfin, emploient le bandage inamovible, d'après les règles que nous indiquons à l'article spécial de ce genre d'appareil. — Boyer et A. Cooper recommandent l'extension de la jambe. M. Lallemand de Montpellier en fait aussi un précepte rigoureux, dans toute fracture comprise entre la rotule et le quart supérieur de la jambe. Dans le cas où la solution de continuité affecte un autre siége, il suit la méthode de Dupuytren, le plan incliné déjà décrit.

Voici ce que dit M. Sédillot de la planchette à suspension. Nous pensons qu'en toute occasion, son opinion est d'une grande importance : « MM. Sauter et Mayor de Lausanne ont proposé, pour préserver les malades de l'immobilité à laquelle on les condamne ordinairement pendant le traitement des fractures des extrémités inférieures de placer la jambe (seul point où nous jugions ce conseil applicable) sur une petite planchette horizontale mobile, attachée au ciel du lit par des cordes latérales, et permettant des mouvements de totalité du corps, sans secousses pour le membre fracturé, qui est seulement exposé à se refroidir; c'est un défaut auquel on remédierait en ne plaçant le membre sur la planchette hyponarthétique qu'à des intervalles éloignés, et l'on pourrait dans une foule de circonstances tirer parti de cette précieuse ressource. »

FRACTURE DU TIBIA.

Lorsque le tibia est seul fracturé, ce qui est rare mais nullement impossible, on applique l'appareil ordinaire de Scultet, comme si les deux os étaient cassés.

FRACTURE DU PÉRONÉ.

Le seul mécanisme nécessaire pour ramener les parties à leur position normale consiste dans une pression sur la malléole externe, afin de ramener en dedans le pied qui est porté en dehors par l'action des muscles péroniers. Il n'y a dans ce cas aucun mouvement d'extension ni de contre-extension à pratiquer. Le but que l'on doit uniquement se proposer, c'est que le pied conserve sa rectitude parfaite après la consolidation des fragments. A cet effet plusieurs procédés ont été proposés.

Boyer employait le même bandage que pour la fracture des deux os de la jambe, celui de Scultet. Pendant qu'il l'appliquait, un aide, en pressant sur la malléole externe, ramenait

le pied en dedans. Et pour empêcher que
le pied ne se portât en dehors, il appliquait sur ce même côté une attelle assez
longue pour dépasser la plante du pied et qui
reposait sur un coussin plus fort que d'ordinaire, d'une longueur égale à celle de l'attelle;
puis le coussin et l'attelle du côté interne n'ar-
rivaient que juste sur la malléole interne.
C'étaient là les seules modifications que le
célèbre chirurgien apportait au bandage de
Scultet dans cette circonstance.

Dupuytren appliquait sur la malléole interne les deux extrémités d'un coussin plié en
deux par son milieu, puis sur ce coussin une
attelle qui du genou allait au-delà de la plante
du pied. Avec quelques tours de bande passés
d'abord sur le pied, il ramenait celui-ci sur
l'extrémité de l'attelle autour de laquelle il
faisait également quelques circulaires. Il portait ainsi le pied de dehors en dedans. Il va
sans dire que le coussin, pour être replié en
deux, ne doit pas être totalement rempli et
que l'attelle était maintenue sur tout le reste

du membre par les circulaires d'une autre bande.

M. Velpeau préfère le bandage inamovible, et voici comment il pose les règles à suivre à cet égard : « Il y a trois genres de fractures au péroné : celle des trois-quarts supérieurs de l'os, celle de la malléole externe, et celles qui correspondent au tendon d'Achille. Les premières et les secondes ne réclament que le bandage roulé simple avec la bande imbibée de dextrine. Celles du troisième genre ou les fractures sus-malléolaires, celles qui ont sans contredit occupé le plus les chirurgiens, ont besoin que le pied soit fortement relevé, porté en dedans, par l'aide qui fait l'extension, que les gouttières du tendon d'Achille ou malléolaires, ainsi que la fosse interne osseuse antérieure, soient bien garnies de compresses graduées, et qu'on associe les plaques de carton au reste du bandage ; elles réclament aussi qu'on revienne de temps à autre sur l'inclinaison du pied en dedans et en avant jusqu'à la dessiccation complète de l'appareil. On obtient ainsi, sans effort et sans fatigue pour le malade, tous les avantages de l'appareil de Dupuytren, joints à ceux du bandage de Scultet, des attelles ordinaires et du bandage compressif. » (*Méd. opérat.*, t. 1, p. 232.)

M. Gerdy veut que l'on tienne la jambe droite pendant la consolidation des fractures du péroné. « N'est-il pas évident, dit-il, que si l'on portait le pied en dedans, on ferait infailliblement consolider l'os dans une direction vicieuse? On ne doit porter le pied en dedans que dans les cas très-rares où il ne suffit pas de le maintenir droit pour prévenir son renversement, et malgré, et à cause de l'autorité de Dupuytren, je ne saurais trop le répéter, ces cas sont très-rares. Il est évident d'ailleurs qu'en général, pour conserver à un membre sa direction droite, il faut le faire consolider dans cette direction, et non le placer de travers. »

LUXATIONS DU PÉRONÉ.

Lorsqu'on a affaire à un déplacement de l'extrémité supérieure du péroné, soit par un coup direct, soit par un relâchement, on place quelques circulaires de bande pour maintenir la tête de l'os dans ses rapports naturels avec le tibia.

LUXATION DU PIED.

Dès qu'au moyen de l'extension et la contre-extension, on a rétabli le pied dans son articulation tibio-astragalienne, les précautions à prendre embrassent deux points de thérapeutique : 1° de prévenir les accidents inflammatoires par l'immobilité absolue du membre, en donnant au malade la position horizontale, afin que le poids du corps ne fatigue pas le pied ; par l'application sur les parties de compresses trempées d'une eau résolutive et souvent renouvelées, ou mieux par un arrosement continuel ; —2° de maintenir les os dans leurs rapports avec un bandage roulé autour du pied et le bas de la jambe. Les premiers jours, il doit être légèrement serré, puis on l'applique d'une manière plus immédiate sur les parties. Enfin, quand les symptômes inflammatoires ont disparu et que le malade peut quitter le lit, on applique le bandage inamovible sur tout le pied jusqu'au-dessus des malléoles.

FRACTURES DU PIED.

Lorsqu'on a obtenu une coaptation aussi exacte que possible par des moyens de pression sur les fragments, pour favoriser la consolidation du cal, il suffit du repos et d'un bandage roulé depuis les orteils jusqu'au bas de la jambe. Comme ces fractures sont toujours la suite de chutes graves ou de lésions par coups violents, il y a aussi le plus souvent à s'occuper du pansement des plaies. Dans ces cas, afin de ne pas déranger la coaptation des os courts en soulevant ou changeant le pied de place, on peut appliquer un bandage à bandelettes séparées. Dans les circonstances moins fâcheuses, lorsqu'il n'y a pas de lésions dans les parties molles, on applique le bandage inamovible. Et s'il y a seulement une petite plaie, au lieu de suppuration, il est aisé, pour le surveiller et le panser, de pratiquer une petite ouverture sur le bandage au point correspondant afin de mettre la plaie à nu.

FRACTURES DU CALCANEUM.

Pour que les deux fragments soient maintenus dans un rapport immédiat tel qu'il le faut, en outre des compresses résolutives et d'un bandage roulé, le talon doit être porté vers la partie postérieure de la jambe. A cet effet, on emploie les moyens usités DANS LA RUPTURE DU TENDON D'ACHILLE, c'est-à-dire la *pantouffle de Pétit*. Elle consiste en un soulier ordinaire à talon haut, à la partie supérieure duquel est fixée une courroie dont l'autre extrémité est fixée à la région poplitée par une fronde sur le milieu de laquelle elle est cousue. Le plein de la fronde correspond au jarret et ses deux chefs supérieur et inférieur sont noués à la partie antérieure de la jambe, au-dessus et au-dessous du genou, de la même manière que s'applique la fronde au genou, ainsi que nous l'avons déjà démontré. Le talon étant ainsi relevé, la pointe du pied est perpendiculairement tournée vers le sol. — Le malade marche sur deux échasses.

ENTORSES.

Bien que l'entorse ne soit qu'un déplacement incomplet des surfaces articulaires, ou en un mot le premier degré de la luxation, elle n'en exige pas moins l'application de bandages. C'est aussi sous ce point de vue thérapeutique que nous devons la considérer ici. Il est des articulations qui sont très-sujettes à cette affection, tandis qu'il y en a d'autres chez qui on la rencontre très rarement. L'articulation du poignet par suite d'une chute sur la paume de la main, celle du pied par l'action de sauter d'un lieu élevé et par un faux pas, sont dans le premier cas. Les articulations de la cuisse et du genou présentent aussi ce genre de déplacement ; les premières en tombant d'une hauteur, les cuisses écartées ; les secondes par l'action d'un choc violent sur la partie externe, ou lorsque, ainsi que l'observe M. Cloquet, dans une chute, la jambe a été portée en dedans, de manière à augmenter l'angle saillant que forment en dedans le fémur et le tibia à leur rencontre.

Un des premiers soins à donner à une entorse c'est l'immersion du membre dans un bain froid étendu d'acétate de plomb; ces compresses doivent être tenues dans cette température au moyen d'un arrosement, on ne doit jamais attendre qu'elles soient échauffées par la chaleur de parties enflammées. M. Cloquet veut que dans les entorses violentes, ou, dès que le gonflement inflammatoire est survenu, on laisse le froid et les résolutifs pour l'usage des antiphlogistiques locaux et généraux. Les accidents inflammatoires calmés, on reprend les compresses trempées dans les dissolutions d'acétate de plomb, d'ammoniaque; on peut y ajouter, dit encore un auteur, l'alcool à la dose de 250 grammes par pinte des solutions sus-indiquées. L'immobilité est la première condition du traitement. On applique comme bandage contentif, des tours de bande circulaires. Nous avons vu employer avec succès le bandage inamovible, la période d'inflammation passée, dans les entorses du pied. Pendant notre internat à l'Hôtel-Dieu de Toulouse, nous avons été à même d'observer l'engorgement des parties articulaires diminuer rapidement sous l'influence de ce dernier traitement.

CHAPITRE VIII.

—

APPAREILS INAMOVIBLES.

Procédés de Larrey, de M. Bérard, de M.Seutin et de M. Velpeau. — Manière de préparer ces appareils, de les lever, et temps où il convient de les appliquer. — Dans quelle étendue doivent-ils être placés ?

Nous pourrions résumer en quelques lignes la définition et la description de ce mode de bandages remis en honneur par les chirurgiens distingués de nos jours. Mais en mettant sous les yeux de nos lecteurs, ainsi que nous nous sommes efforcés de le faire dans le cours de ce livre, les opinions des divers médecins qui ont écrit sur cette matière, et les modifications de quelques hommes de l'art , nous pensons remplir notre tâche d'une manière plus complète et travailler plus consciencieusement. Voici ce qui est écrit à la page **284**, tome iv, du *Dictionnaire des Dictionnaires.*

« On appelle inamovible un appareil qu'on colle sur le membre fracturé, à l'aide d'une matière plastique, et qu'on laisse en permanence jusqu'à l'époque de la consolidation, à moins que des accidents ne se déclarent. L'idée première de l'appareil inamovible remonte à Galien et peut-être au-delà. Dans le livre intitulé : *de Medicamentis facile parandis*, cet auteur dit : « Pour panser les os fracturés, prenez de la poix, de l'encens en poudre, des fleurs de mauve, du blanc d'œuf et des dattes (*palmulas*); mêlez le tout ensemble et appliquez le composé avec des étoupes, des compresses et des bandes. » — Cette méthode s'est propagée de siècle en siècle par tradition, surtout parmi les chirurgiens vétérinaires. En 1793, Nannoni en parlait comme d'une chose très-commune en Italie : « Immédiatement au-dessus de la partie fracturée, dit-il, il est généralement reçu d'appliquer une mixture dont la base est le blanc d'œuf battu qu'on appellé *chiarata*, et dans laquelle on trempe des gâteaux d'étoupe et des compresses qui doivent envelopper la partie lésée. »

« Bertrandi et Moschati firent de cette méthode une application spéciale au traitement de l'extrémité supérieure de l'humérus. Monteggia en a parlé à son tour et a recommandé l'emploi de l'appareil inamovible. Il ajoute que quelques chirurgiens de son temps employaient de la farine de seigle et de l'esprit-de-vin pour rendre le blanc d'œuf plus consistant; mais c'est à M. Larrey qu'on doit d'avoir perfectionné et fait adopter en France l'appareil inamovible. Il mêle au blanc d'œuf battu du vinaigre camphré, et trempe dans ce mélange les compresses et les bandelettes de l'appareil de Scultet ou à vingt-huit chefs. Presque en même temps que M. Larrey en France le docteur Caton s'occupait en Angleterre à expérimenter l'appareil inamovible dans le traitement des fractures des membres inférieurs. Ce chirurgien est même allé plus loin, car il a remplacé l'étoupade par du plâtre (*Méd. com. of Edimb.; 2 decad., vol.* ix). L'on prétend cependant de nos jours que cette méthode du plâtre, qui

est actuellement en si grande vogue en Allemagne, nous vient de l'Orient (*Arch. génér.
de méd.*, fév. 1834, p. 554). M. H. Larrey
a fait une excellente thèse sur l'appareil inamovible. En 1834, M. Bérard jeune a traité
quelques malades à l'hôpital Saint-Antoine à
l'aide de l'appareil inamovible et en les faisant
marcher ; il a rendu le mastic de M. Larrey
plus consistant en combinant une certaine
quantité d'acétate de plomb liquide dans un
grand nombre de blancs d'œufs, mélange qui,
en se desséchant, devient très-dur et très-ré-
sistant. Enfin, M. Seutin a remplacé le blanc
d'œuf par une solution d'amidon, et généra-
lisé l'idée de la déambulation, si bien qu'elle
constitue aujourd'hui une méthode tout-à-fait
nouvelle. M. Velpeau a adopté cette manière
de voir et remplacé l'amidon par la dextrine. »

« *Le procédé de M. Larrey* s'exécute de la
manière suivante : On fait écumer cinq à six
blancs d'œufs dans une cuvette en cuivre ; on
ajoute quelques onces de vinaigre distillé en
remuant toujours le mélange. On prépare

l'appareil de Scultet, comme dans le système de l'horizontalité, et l'on y trempe d'abord les compresses longuettes qu'on applique immédiatement sur le lieu de la fracture, puis on mouille les bandelettes séparées en y versant du blanc d'œuf avant de les appliquer. Les attelles sont remplacées par des fanons de paille. »

« *Les procédés de MM. Bérard et Seutin* ne diffèrent, quant à l'appareil, que dans la composition du mastic. Trente blancs d'œufs au moins, et trois ou quatre onces d'acétate de plomb, sont employés pour le premier. Le mastic est étalé sur les bandelettes, puis versé par-dessus le bandage entier pour en former une sorte de plastron. Des fanons en paille sont aussi employés par M. Bérard au lieu des attelles. M. Seutin étale sa solution d'amidon sur les bandelettes à l'aide d'un pinceau; et il a remplacé les attelles en bois et les fanons par des attelles en carton. Il conseille d'attendre que les premiers accidents soient calmés pour appliquer l'appareil; et si des accidents survenaient après son application, il prescrit de le fendre en long à l'aide de grands ciseaux : les deux côtés de la coquille sont ensuite réappliqués l'un contre l'autre et fixés par une bande spirale également amidonnée ; il en fait autant au cas où l'appareil paraîtrait trop large par suite du dessèchement des bandes et de l'amaigrissement du membre. Les deux coquilles sont, dans cette occurrence, rapprochées de manière que l'une chevauche sur l'autre, et fixées de la sorte au moyen d'une bande spirale. Le pied doit être d'abord couvert par une bande circulaire depuis la base des orteils jusqu'aux malléoles. Les attelles en carton sont elles-mêmes soutenues par une bande circulaire également amidonnée....... M. Velpeau se sert d'une solution de dextrine au lieu d'amidon, et d'un bandage roulé ordinaire. L'extension continue peut être employée conjointement à l'appareil inamovible, mais dans le principe seulement, et jusqu'à ce que le mastic ait été desséché ; alors le déplacement n'a plus lieu, dit-on. »

« *Le procédé dit du plâtre* n'est appliqué qu'à la jambe seulement. On place le membre dans une petite boîte échancrée à son extrémité supérieure qui répond au jarret. On fait liquéfier du plâtre à consistance de crême, et on le coule sur le membre de manière à remplir la boîte et à couvrir la totalité de la jambe. On tient les parties en repos jusqu'à ce que le plâtre ait été solidifié. On enlève alors les quatre planchettes qui forment la boîte ; et le membre reste entouré uniquement de son moule en plâtre. Ce procédé, généralement employé en Allemagne, surtout à Berlin, par M. Dieffenbach, a rarement été mis en usage en France. Nous en dirons autant du pausement fait avec du sable mouillé et du plâtre, qu'on verse dans la boîte comme du sable coulé. »

« De tous les procédés, celui de M. Seutin est le plus en usage aujourd'hui.

« Chez les enfants indociles, chez les fous, sur le champ de bataille, sur les individus en voyage, l'appareil inamovible rend de véritables services. Quelques personnes prétendent que, dans les fractures compliquées de plaie, cet appareil offre des avantages sur l'appareil ordinaire et amovible; c'est ce qui n'a pas été encore démontré pour tout le monde. »

« Les appareils inamovibles, nous dit M. Sédillot dans sa *Médecine opératoire*, pag. 29, paraissent avoir été très-anciennement employés par les Arabes dans le traitement des fractures; on les a retrouvés en Égypte. Moi-même j'en ai rencontré de très-ingénieux en Afrique, et on s'explique facilement ainsi comment ils ont été transportés en Espagne où ils sont connus depuis longtemps. M. Larrey est le premier en France qui en ait signalé l'utilité en publiant la formule du mélange solidifiant qu'il a adopté, et cet illustre chirurgien les conseille dans le cas de fractures compliquées de plaies, assurant par expérience que le pus se dessèche ou se résorbe, et que la plaie guérit ainsi plus promptement. L'opinion de cet habile praticien n'est cependant pas communément admise, et on s'appuie également de l'expérience pour la combattre et soutenir qu'il peut résulter des accidents excessivement graves et souvent mortels de l'application d'un bandage inamovible sur une partie disposée à devenir le siége d'une inflammation quelquefois considérable et d'un engorgement très-grand. Mais si ce bandage n'est pas exempt des dangers qu'on lui reproche dans ces conditions fâcheuses, il n'offre réellement que des avantages dans les fractures simples des membres, surtout si on l'applique après que la période d'inflammation ou d'engorgement est écoulée. L'utilité en est alors incontestable, puisqu'il offre une solidité parfaite, qu'il ne permet pas au membre la moindre déviation, et qu'il n'a pas besoin d'être renouvelé jusqu'à la fin de la cure.

« M. Larrey prépare ce bandage avec l'appareil de Scultet très-légèrement modifié, dont il imprègne les différentes pièces d'un mélange de blancs d'œufs battus avec de l'eau, auquel on ajoute de l'extrait de Saturne et un peu d'alcool camphré. M. Seutin se sert d'amidon, et M. Velpeau préfère la dextrine mêlée à parties égales en poids d'eau et d'alcool.

« Ces appareils maintiennent si exactement les membres fracturés sur lesquels on les applique, qu'une fois séchés et devenus résistants, ils permettent au malade de se mouvoir sans danger, et MM. Seutin, Bérard jeune et Velpeau ont fait lever et marcher des malades atteints de fractures de jambe dès le quatrième ou le cinquième jour sans qu'il en résultât d'accidents ni de retard pour la consolidation ; pratique très-brillante, sans doute, mais qui ne serait certainement pas dans tous les cas exempte d'inconvénients. »

Dans ces préceptes ainsi décrits par les deux ouvrages où nous venons de puiser (1) se trouve tout ce qui a été dit sur les bandages inamovibles. Avec les indications que nous avons données en traitant des appareils appropriés à chaque fracture en particulier, l'application en sera très-facile. Au risque de nous répéter, nous renouvellerons ici que les appareils inamovibles n'étant autres que le bandage de Scultet doublé, triplé, suivant que l'on superpose deux, trois fois les bandelettes séparées en collant chaque couche alternativement, on doit suivre les mêmes règles. Ainsi, pour les

____

(1) MM. Fabre et Sédillot.

fractures de la cuisse, le bandage doit s'étendre du pied au pli de l'aine ; pour celles de la jambe, jusqu'au-dessus du genou seulement ; pour celles du bras, de l'extrémité des doigts jusqu'à l'épaule ; enfin, pour celles de l'avant-bras, jusqu'au-dessus du coude. On garnit également la paume de la main avec de la charpie ; au pied, on met une talonnière, et on garnit aussi la face plantaire.

FIN.

TABLE ANALYTIQUE ET BIBLIOGRAPHIQUE

DES AUTEURS CITÉS DANS CE MANUEL.

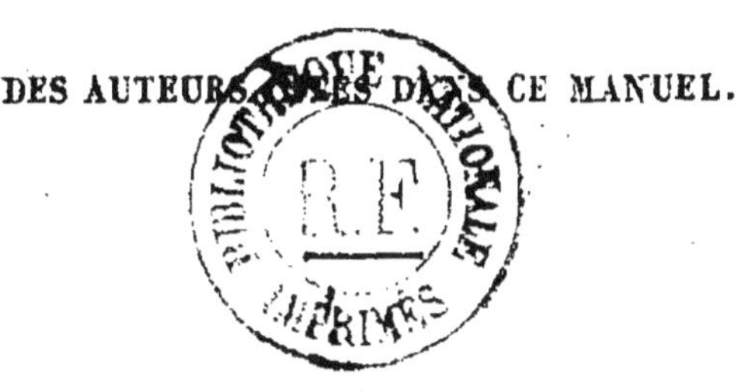

1. BELL (B.) voulait, conformément à l'opinion de Galien, que dans les fractures de la clavicule, le fragment externe fût placé à la hauteur de l'interne.

2. BELL (Ch.) avait proposé, pour la réduction de la fracture de la clavicule, des modifications inusitées.

3. BELLOCQ a trouvé le moyen le plus sûr d'arrêter les hémorrhagies nasales avec la sonde qui porte son nom.

4. BLANDIN pense que, pour les hémorrhagies nasales on peut recourir avec succès à une mèch trempée dans une solution astringente. — Dans les cas de fracture de l'extrémité inférieure du radius, ce chirurgien distingué de l'époque, emploie l'appareil dextriné, et place ensuite ses deux attelles ccurbes jusqu'à dessication de l'appareil.

5. BOTCHER, dans les cas de fracture de l'olécrâne, entoure le coude d'un bracelet qui, placé au-dessus de l'articulation, exerce une traction au moyen d'une courroie fixée au poignet.

6. BOYER remplaça le bandage de corps, de l'appareil de Desault, par une ceinture à écharpe. — Il se servait d'une fronde en cuir à quatre chefs, placée à l'extrémité scapulaire,

contre les luxations de la clavicule. — Dans les fractures de l'olécràne, il maintenait le bras à demi fléchi.—Dans les fractures de la jambe, il recommandait l'extension de ce membre.

7. BRASDOR a imaginé contre les fractures de la clavicule un corset qui porte son nom.

8. BRUNNINGHAUSSEN est un de ceux qui, pour les fractures de la clavicule, ont substitué au 8 de chiffre un coussin dont les quatre courroies doivent porter les épaules en arrière.

9. CAESTRICK a guéri des blessures d'artères par la compression directe.

10. CARON. Ses modifications pour l'appareil des fractures de la clavicule sont rejetées de la pratique.

11. CHAPPE a guéri des blessures d'artères par le procédé de Caestrick.

12. CLOQUET (J.) donne du mot bandage une brève et juste définition.

13. COOPER (Astley) conseille de laisser dix à douze semaines l'appareil des fractures du col de l'omoplate.—Dans les fractures de l'extrémité inférieure du bras, il emploie deux attelles en carton. — Il conseille l'extension du bras dans les cas de fracture de l'olécràne. — Il démontre, par une observation, la difficulté à diagnostiquer la fracture du grand trochanter. —Pour le traitement des fractures du col du fémur, il veut que l'on place un coussin sous le membre inférieur, et un autre sous le jarret, pendant la période inflammatoire.

14. COOPER (Samuel) préfère la compression à la ligature, lorsque l'hémorrhagie provient d'une infinité de petits vaisseaux.—Dans les cas

de fractures de l'extrémité inférieure,
il veut qu'on se serve de deux attelles
droites qui n'exercent pas de compression sur la main.

15. DELPECH remplaça la ceinture à écharpe de Boyer
par une ceinture à baleines, entourant
le tronc depuis les aisselles jusqu'aux
hanches.

16. DESAULT fut celui qui saisit le mieux les indications
à remplir pour la réduction de la frac-
ture de la clavicule. — Au rapport de
M. Sanson, il employait deux goutières
en forme de carton, coudées sur le plat,
dans les fractures de l'extrémité inférieure du bras; dans celles de l'extrémité supérieure, il entourait le membre
avec un bandage roulé. — Sa manière
d'appliquer les lacs contre-extensifs est
la plus usitée. — Pendant le traitement
des fractures du col du fémur, il condamnait le malade à rester couché sur
le dos pendant deux et trois mois.

17. DESCHAMPS. Son aiguille pour la ligature permanente
est encore usitée.

18. DUPUYTREN, dans les fractures de l'extrémité inférieure du radius, plaçait une attelle en
fer sur le bord cubital de la main, et ramenait la main vers la convexité de cette
attelle. — Dans les fractures de l'olécrâne, il tenait le bras dans l'extension.
— Dans les fractures du fémur, il plaçait
le jarret sur un coussin plié en deux, —
etc.

19. DUVERNEY appliquait le lacs extenseur au-dessus du
genou pour la réduction d'une luxation
du fémur.

20. EVERSBFER est un de ceux qui ont remplacé le 8 de
chiffre par un appareil composé d'un

coussin carré, dans les fractures de la clavicule.

21. FABRE a eu l'heureuse idée de rassembler dans un seul ouvrage les opinions éparses des médecins. Son *Dictionnaire des dictionnaires* est une source féconde où le praticien et l'élève trouvent, avec l'exposé des théories, des réflexions dont ils peuvent tirer les plus grands avantages.

22. FAIVRE, par un bandage compressif, guérit une plaie de l'artère radiale sans ligature.

23. FEYTER se servait d'un bracelet analogue à celui de Bottcher.

24. FORMI arrêta une hémorrhagie de la cubitale par le tamponnement et la compression.

25. GALIEN donnait aux bandages le nom de l'animal avec lequel ils avaient quelque ressemblance par leur forme.—Sa fronde à six chefs est toujours usitée.

26. GAMA a trouvé le moyen de remplacer la charpie ordinaire par des étoupes coupées par fragments et blanchies au chlore.

27. GAUTHRIE conseille de tenter la compression avant d'en venir à la ligature, à moins que la division ne porte sur le tronc artériel principal.

28. GENSOUL, après l'opération de la hernie, réunit les bords de la plaie par première intention.

29. GERDY. Nous lui sommes redevables d'excellents préceptes sur l'art déligatoire, et de perfectionnement de plusieurs appareils que nous avons dû mentionner dans ce manuel.

30. GUY DE CHAULIAC, dans les fractures de la clavicule, se sert d'un bandage en 8 de chiffre qui porte l'épaule en dehors et en arrière.

31. HEISTER. *Sa croix de fer* agit comme le corset de

Brasdor dans les fractures de la clavicule.

32. HIPPOCRATE avait pensé, au rapport de M. Vidal de Cassis, qu'il suffisait de porter l'épaule en dehors et en arrière pour la guérison de la fracture de la clavicule.

33. HODGSON dit, dans son *traité des maladies des artères et des veines*, que la compression est le premier moyen hémostatique qui se présente à l'esprit : ses procédés sont cités dans ce Manuel.

34. HOFFMANN, avec Portal et Latourette, se servait de pessaires astringents et d'étoupes imbibées de liquides styptiques contre les métrorrhagies.

35. JAMAIN, dans son *Manuel de petite chirurgie*, plein de méthode, a fait sur le séton et les chevestres, des descriptions si précises et si claires, que nous avons cru devoir les citer.

36. JONES, pour la ligature permanente des artères se sert de fils de soie de dentistes, ne pesant qu'un 46me de grain.

37. LALLEMAND (*de Montpellier*) recommande rigoureusement l'extension de la jambe dans toute fracture de ce membre comprise entre la rotule et le quart supérieur.

38. LEDRAN (1) pense qu'avec du vitriol ou de l'alun, on peut arrêter l'hémorrhagie d'un vaisseau coupé.—Son bandage pour la fracture de l'extrémité supérieure du bras a été abandonné.

39. LEROUX a expérimenté de nouveau les procédés hé-

______

(1) Le mot Ledeau mis à la page 42 est une erreur typographique ; lisez : Ledran.

mostatiques de Portal, Hoffmann, Latourette, et les a remis en honneur sous le nom de *tampon*.

40. LARREY. Son aiguille est encore en honneur pour la ligature permanente. — C'est à ce praticien, qui s'était placé si haut dans la chirurgie militaire, que l'on doit de grands perfectionnements de bandages et appareils qui sont d'une si grande importance dans les ambulances et les hôpitaux militaires.

41. MAYOR a trouvé le moyen ingénieux de faire tous les bandages avec le mouchoir auquel il fait subir différentes formes, suivant la circonstance.

42. MÉLIER a observé un malade qui fut guéri d'une luxation de la clavicule par un appareil muni d'un corset mécanique.

43. MEYEAU emploie pour la guérison de la fistule lacrymale un procédé dont nous donnons la description faite dans le Dictionnaire de M. Fabre.

44. MYNGÊLOUSSEAU arrêta, par un moyen tout particulier, l'hémorrhagie de la radiale, et obtint la cicatrisation de la plaie.

45. PARÉ (Ambroise) inventa la ligature qui est le plus sûr moyen d'arrêter toute hémorrhagie.

46. PAUL D'ÉGINE plaçait une forte pelote de laine sous l'aisselle dans les cas de fracture de la clavicule.

47. PELLETAN donne, *dans la Clinique chirurgicale*, de bons préceptes sur la manière d'établir la compression. Nous en citons les principaux.

48. PERCY rapporte des cas où la charpie a été remplacée par la laine, le coton, la mousse, même le foin.

49. PETIT (J.-L.-P.). Son tourniquet n'est plus usité,

ainsi que son bandage pour la fracture de l'extrémité supérieure du bras. — Sa petite écharpe est très-utile. — Ce célèbre chirurgien appliquait le lacs extenseur au-dessus du genou pour la réduction de la luxation du fémur.

50. PORTAL. Sa manière d'arrêter les métrorrhagies était oubliée, lorsque Leroux la perfectionna et la fit accepter dans la pratique.

51. RÉCAMIER se sert du croisé d'une seule mamelle dans les cas d'induration squirrheuse de la glande.

52. RICHERAND recommande les compressions graduées et le bandage de Desault, dans les cas d'une double luxation de la clavicule.

53. RICORD, dans les cas de fractures de la clavicule, substitue au coussin de Desault un sac imperméable rempli d'air.

54. ROUX emploie pour la réduction des luxations du fémur des moyens généralement adoptés.

55. SANSON dit que les styptiques peuvent être comparés aux absorbants qui, par leur contact, condensent les tissus en favorisant la coagulation du sang. Ses diverses opinions et procédés, en matière d'art déligatoire, publiés dans le *Dictionnaire de médecine et chirurgie pratiques*, et dans ses propres ouvrages, sont rapportés dans ce livre.

56. SAUTER rejette la position horizontale ainsi que le bandage de Scultet, pour la guérison des fractures de la jambe, et préfère la planchette dont il est l'inventeur.

57. SÉDILLOT, dont s'honore à si juste titre notre chirurgie contemporaine, a doté la science de procédés nouveaux qu'aucun praticien ne doit ignorer. Nous avons mentionné ceux qui sont du domaine de la déligation.

58. Seutin a procuré aux malades atteints de fractures des membres inférieurs, l'immense avantage de quitter le lit, et même de faire quelques tours dans leurs chambres, au moyen du bandage *inamovible*.

59. Thivet a fait dans son *Traité de bandages*, si justement apprécié, des descriptions on ne peut plus méthodiques, et proposé des perfectionnements que nous avons rapportés avec une vive satisfaction.

60. Velpeau dit qu'on se sert indifféremment des mots *bandages ou appareils* pour désigner la même chose. — Ce célèbre praticien établit quatre espèces de compressions. Il donne le moyen le plus sûr pour comprimer l'artère faciale. Dans les fractures de la clavicule, il porte la main du côté malade sur l'épaule saine. — Il conseille l'écharpe dans presque toutes les maladies du membre supérieur. — Son traité de médecine opératoire justifie assez du talent de l'opérateur pour attester le succès de ses cures.

61. Vemarque (J.) dit avoir guéri des blessures d'artères par la compression directe.

62. Vidal (de Cassis) est auteur d'un *Traité de pathologie chirurgicale*, où les procédés opératoires sont exposés avec la plus grande netteté. Il donne pour la réduction des fractures, des conseils d'une très-haute portée, qui ne décèlent pas moins le génie du théoricien que la grande observation du praticien. — Nous n'avons pas dû omettre de les citer dans ce Manuel.

TABLE DES MATIÈRES.

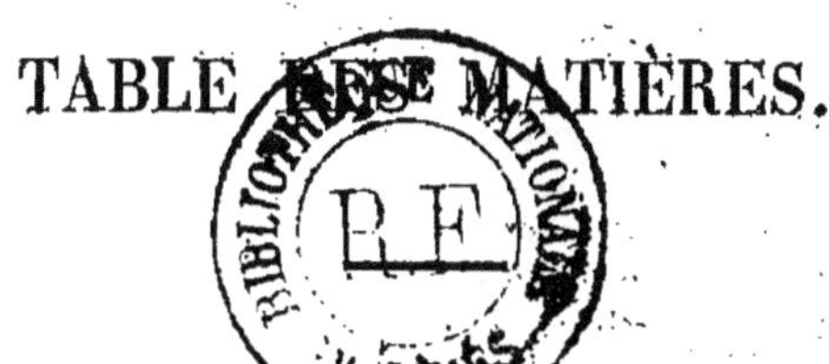

CHAPITRE I.

GÉNÉRALITÉS.

CHAPITRE II.

L'ART DÉLIGATOIRE APPLIQUÉ AUX PANSEMENTS.

CHAPITRE III.

NOMENCLATURE DES BANDAGES.   63

CHAPITRE IV.

BANDAGES DE LA TÊTE.

CHAPITRE V.

BANDAGES DU TRONC.

BANDAGES DU TRONC, D'APRÈS LE SYSTÈME DE M. MAYOR.

CHAPITRE VI.

BANDAGES DES MEMBRES SUPÉRIEURS.

CHAPITRE VII.

BANDAGES DES MEMBRES INFÉRIEURS.

BANDAGES ET APPAREILS A FRACTURES, ET LUXATIONS DES EXTRÉMITÉS INFÉRIEURES.

CHAPITRE VIII.

APPAREILS INAMOVIBLES.

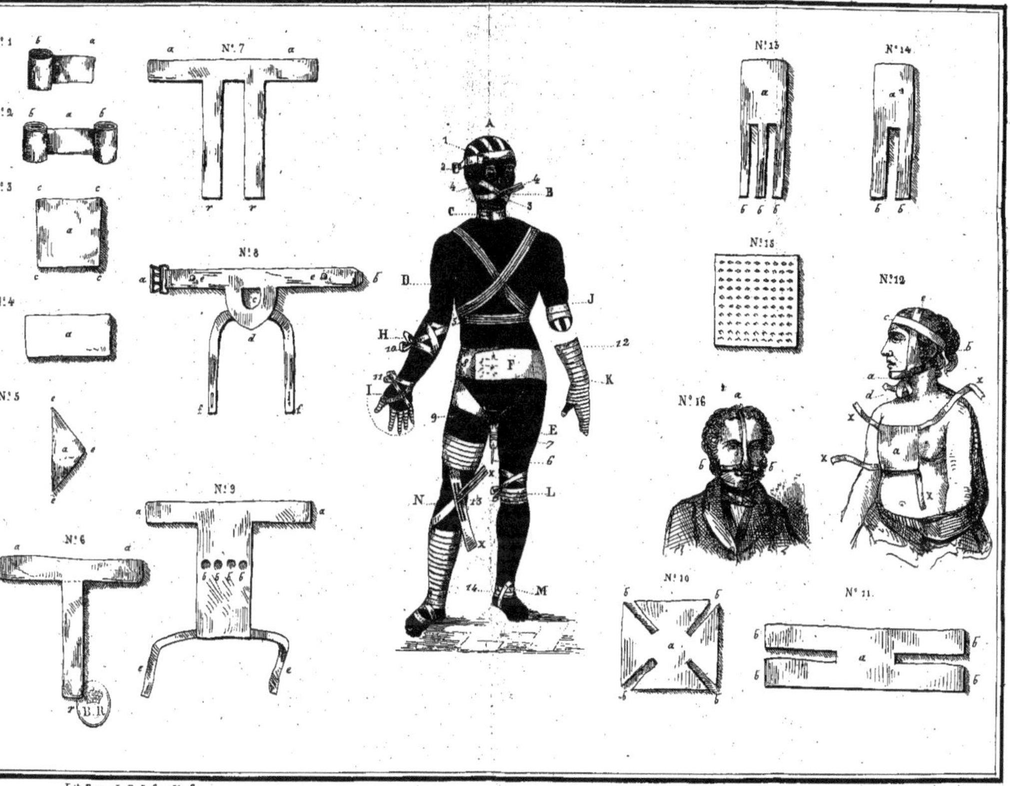

MANUEL PRATIQUE DE BANDAGES.
PLANCHES EXPLICATIVES.
N.º 7
N.º 8
N.º 9
N.º 6
N.º 5
N.º 13
N.º 14
N.º 15
N.º 12
N.º 16
N.º 10
N.º 11
Lit. Bonnal, R. Lafayette, 9.
Par A. St Arroman, Chirurgien Interne de l'Hôtel-dieu de Toulouse.

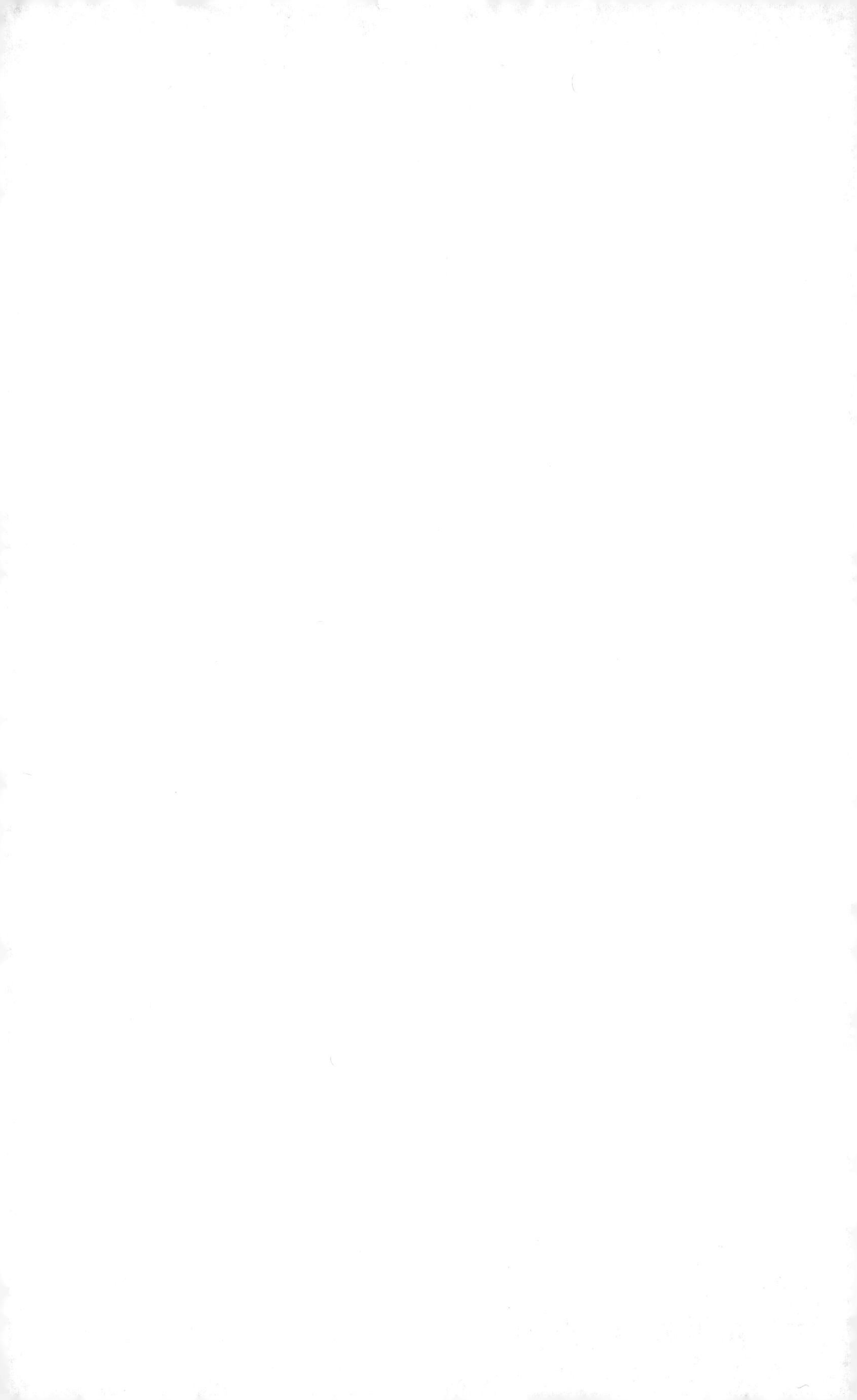